孟如
自身免疫性疾病诊治经验

全国名中医

主　编	孟　如
主　审	陈燕溪　叶建州　杨建宇
副主编	詹　青　徐莉娅　夏　杰　赵江民　姜丽娟　马建国
参　编	曹惠芬　林　丽　李广文　吉　勤　黄长林　汤小虎
	周　青　张春艳　沈赵留　王　健　陈艳林　钟丽明
	叶梅惠　杨雪松　伍　迪　周　愉　付庭娜　柴　媛
	赵　云　王　卫　浦雯君　罗　平　刘云飞

人民卫生出版社

图书在版编目（CIP）数据

孟如自身免疫性疾病诊治经验/孟如主编．—北京：人民卫生出版社，2020

ISBN 978-7-117-29384-6

Ⅰ．①孟…　Ⅱ．①孟…　Ⅲ．①自身免疫病 – 中医临床 – 经验 – 中国 – 现代　Ⅳ．①R259.932

中国版本图书馆 CIP 数据核字（2019）第 300237 号

| 人卫智网 | www.ipmph.com | 医学教育、学术、考试、健康，购书智慧智能综合服务平台 |
| 人卫官网 | www.pmph.com | 人卫官方资讯发布平台 |

孟如自身免疫性疾病诊治经验

主　　编：孟　如
出版发行：人民卫生出版社（中继线 010-59780011）
地　　址：北京市朝阳区潘家园南里 19 号
邮　　编：100021
E - mail：pmph @ pmph.com
购书热线：010-59787592　010-59787584　010-65264830
印　　刷：三河市博文印刷有限公司
经　　销：新华书店
开　　本：710×1000　1/16　印张：11
字　　数：180 千字
版　　次：2020 年 2 月第 1 版　2020 年 2 月第 1 版第 1 次印刷
标准书号：ISBN 978-7-117-29384-6
定　　价：42.00 元

打击盗版举报电话：010-59787491　E-mail：WQ @ pmph.com
质量问题联系电话：010-59787234　E-mail：zhiliang @ pmph.com

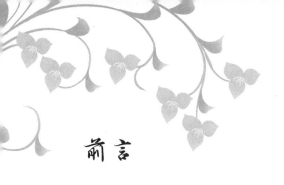

前言

　　孟如教授对疑难杂症的诊疗造诣颇高，主要擅长对自身免疫性疾病的辨治，如系统性红斑狼疮、重症肌无力、硬皮病等疑难病。其学术思想来源于中医经典《黄帝内经》《金匮要略》等。

　　孟如教授谈到中医治学分三个境界。了解中医，洞悉其理论内涵，如登高望远，鸟瞰路径，了解概貌，"望尽天涯路"；钻研中医理论做学问，弘扬中医，不是轻而易举的，须经历刻苦辛劳、呕心沥血地学习和实践，"为伊消得人憔悴"；经反复学习、探索、研究、创新地历练，终获成就。功夫用到便会豁然开朗，有所发明和发现，心有所得，验有阐发，临证挥洒自如，受用无穷。这三种境界正是中医人酷爱中医、欲为大医之信念所致，其本身就是成功的人文精神之体现，也是锻铸人格魅力的具体方式。

　　本书中穿插着孟如教授崇尚中医经典，善于用经典指导临床迷津的案例。视临床为从医之本，是名老中医攻坚克难的共同特点和规律。实践证明，中医的疗效在于经典，谁重视经典，并下苦功夫研读并不断地践行，在继承经典上创新，谁就能将中医发扬光大。由经典历练出来诊治疑难病的经验，才能达到"炉火纯青"的境界。

　　现在真正会用经典理论和经方辨治疾病的高手太少，缘于真正明白《伤寒杂病论》精髓的中医人太少，懂得并善用经典理论指导辨证、圆通活法运用经方的中医人太少。而按照西医的思路使用中药的中医却大有人在。一见炎症，有的"中医大师"便认定是"热""火"，而大用清热解毒类方药；一见动脉硬化，有的中医便附和是"瘀血"，赶紧开一堆活血化瘀类方药；一见高血压，有的中医便不假思索地认定是"肝阳上亢"，立马用平肝潜阳类方药等等。如此这般不讲"整体观念""辨证论治"，不以个体脏腑阴阳整体平衡来辨证、立法、遣方、用药，而简单地套用西医某些理论来开中草药及中成药，看似简单、容易、快捷，但实则是思维上的懒惰，理论上的弱化和盲从，严重脱离并矮化了中医独特而严谨的理论和思辨体系，疗效大打折扣。想成为名中医，难了！

　　自古而今，凡诊疗疑难病证有宏富经验者，必有自己总结的独特之用药经验，更有因用药配伍精、准、验而饮誉病患之中和杏林之中。提倡用现代科技成果武装中医临床，用现代药理研究成果指导临床，病证结合，以临床疗效为准绳，了解自身知识储备，拾遗补缺。这一条多为现代名中医所遵，以便有更多机会与西医对话。中医治疗疑难病证的疗效之所以常常受到西医的质疑，其中一个重要的原因是中医疗效在现代医学关注的"疾病"关键指标方面显示度不够，缓解症状可以，改善指标难。中药药理研究基于病理生理展开，针对疾病、靶点明确，为提高疗效提供了有力武器。现代中药药理研究成果用于临床，不仅可以提高临床疗效，同时也是成果验证的最佳途径。通过对现代药理研究的有效成分、组分所属的原药材进行传统药性回归，将辨病、辨证、现代药理、传统药性整合于现代中医临床诊治思维中可提高辨病疗效。同时对有效成分、组分的传统药性回归研究可丰富和完善传统药性理论。这就需要一个能将现代药理研究成果与临床应用连接起来的桥梁，即"病证结合"的思路。

　　我们总结了孟如教授研究《金匮要略》等经典中医著作心得以及疑难杂症诊治经验，启迪后学，并在继承的基础上不断发展，同时收录了部分弟子跟师传承体会。需要指出的是，本书在对相关疾病整体论述后，附孟如教授临证验案，对提高临床认知、传承名医学术思想，培养中医后备人才，具有重要意义。尽管如此，还远远不能把孟如教授临证经验完整呈现在大家面前，仅以此书抛砖引玉，以冀引起学者共鸣。书中疏漏之处，敬请指正。

编者

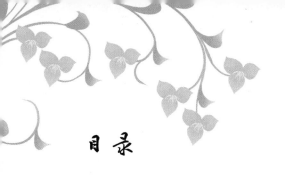

目录

第一章 孟如学术思想撷要

第一节　学术思想研究概况

孟如教授是首届全国名中医,全国第二批名老中医药专家学术经验继承工作指导老师,云南省名中医,云南中医药大学教授。孟如教授理论教学与临床实践相长,近50年来不断探索和创新,以丰富的经验、独特的临床诊疗思路方法,体现出了自己的学术思想及风格。现从以下六个方面进行分析和阐述:

一、遵仲景览百家,重基础求创新

孟如教授数十年致力于中医经典著作《金匮要略》(以下称《金匮》)的教学、理论研究工作,曾历任国家中医药管理局统一组织出版的普通高等教育中医药类规划教材《金匮要略选读》的主编、主审,非常重视对《金匮》的应用研究。在长期的临床实践中,既遵循仲景首创的"以病为纲,病证结合,辨证施治"诊疗体系,又有所创新和发展。如此理论与临床相结合的探索,让孟如教授深刻领会到了中医四大经典之精髓所在。在《金匮》中,仲景的脏腑经络学说、治未病防传变、治病求本、重视正气、异中求同、对比研究及其组方用药等,把握病证结合证治规律的学术观点和方法,对孟如教授在诊治自身免疫等内科疑难病证的临床诊疗思路、处方用药及其学术思想的形成具有深远的影响。

孟如教授博览群书,精研经典,博采众长,在长期的理论、教学与临床实践中,不断领悟经典之精髓,吸收、借鉴各代医家、学术流派的长处,不拘一格,广博采撷,并将所验加以总结、创新和发展。在临床治疗中,尤其是对内科疑难病证的诊治方面,孟如教授兼纳中西医学,既保持和发扬中医药优势和特色,又同时借鉴和运用现代科学思路和方法。孟如教授临证择方用药得心应手,不拘于经方、时方,往往经方与时方合而用之,不流于一家一派之说,在实践中不断深化对中医学的认识,并重视学习和运用现代医学新技术和研究新成果,古为今用,洋为中用,中西医兼容,逐渐形成了自己独特的学术风格。孟如教授常说,中医学博大精深,各家各派百花齐放,推陈出新共达成就,准确把握经旨,学贯百家,并在临床实践中不断学习、思考、总结和创新,采众家之长,走自己的路,才不至于失去自我,使基础理论与临床实践的结合达到更高水平。

二、重西医病位,遵中医辨证,同证异治

孟如教授临证中尤其是对内科疑难病证诊疗时,重视采用西医病名、病位诊断结合中医辨证论治,真正实现了中西医兼容、各取所长、扬长避短、相辅相成,即以病为纲,病证结合,辨证论治。

以自身免疫病为例,孟如教授认为,对其诊治须具备两大方面的知识结构作为支撑。其一,须具备扎实系统的中医基础理论与临床学科知识;其二,须具备西医的免疫学基础理论与相关疾病临床知识。临证中一方面要运用中医的理论与临床思维方法对疾病进行辨证论治,突出中医临证特色;另一方面,由于中医既没有自身免疫病这一疾病概念,又无与之完全相对应的病证,加上自身免疫病较为复杂的临床表现及其特殊的免疫学检查指标等,很难用同一个中医病名概括之,所以临证中需不断地学习西医免疫学基础理论与相关疾病临床知识。只有具备全面的知识结构,方能对疾病把握其要,有的放矢,从而提高中医药治疗自身免疫病的疗效,发挥中医学在治疗自身免疫病方面的优势。如对系统性红斑狼疮(以下称SLE)的诊治,孟如教授认为SLE和其他疾病相比,具有多器官、多系统损伤特点,临床表现形式多样、复杂多变,笼统以西医的一个病和几个中医证型很难概其全貌。根据SLE的临床表现,选择新的病证结合方案,即不以SLE作为笼统的病证结合点,而是以所损伤器官、系统常见的临床表现作为病(病位)证结合依据,探索自身免疫病中西医结合诊疗新思路。如以狼疮性发热并皮肤黏膜损害、狼疮性神经系统损伤、狼疮性肾脏损伤、狼疮性血小板减少性紫癜等临床表现作为病证结合基础,分别进行辨证论治。SLE临床表现与辨证分型的纵向与横向对比中所出现的一些重复证型揭示了SLE各脏器、系统病变的共性,也从另一方面揭示了其个性。如SLE有热毒炽盛、阴虚内热的共同病理特点,但由于受损部位的差异而出现不同的证型;有时虽然证型、治则相同,但其处方用药却各有差异。在狼疮性发热并皮肤损害、狼疮性中枢神经系统损伤、狼疮性肾损伤和狼疮性血小板减少紫癜的病变过程中,均有阴虚内热证的存在,而用方却有青蒿鳖甲汤、酸枣仁汤、知柏地黄丸、知柏地黄丸合二至丸的不同。孟如教授认为,SLE临床诊疗的新思路,一方面有助于对SLE进行深入、系统地研究;另一方面因为临床辨证论治的诊治范围缩小,

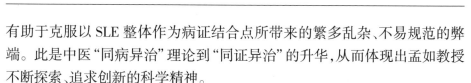

有助于克服以 SLE 整体作为病证结合点所带来的繁多乱杂、不易规范的弊端。此是中医"同病异治"理论到"同证异治"的升华，从而体现出孟如教授不断探索、追求创新的科学精神。

三、把握病机，整体为治

孟如教授认为，内科疑难危重病证往往病情错综复杂，变化多端，且病程缠绵，迁延难愈，其病理转化机制常常是因虚致实，或因实致虚，形成虚虚实实的恶性因果转化链，从而导致全身脏腑阴阳气血的失调，临床上多表现为本虚标实。而脾、肾作为先后天之本，其生理、病理变化对全身脏腑功能均有很大影响。临证当把握病机，整体为治。

如孟如教授认为，SLE 的基本病机特点是阴阳气血亏虚、脏腑功能失调为本，热毒炽盛为标。本病多因热毒之邪（如日晒、药物、病毒或细菌感染、进食辛辣燥热食物等）侵犯机体，内蕴脏腑，外犯肌肤而致。发病后常见发热、皮肤红斑，或蛋白尿等，绝大多数患者可见燥热之象，故认为在本病的急性发作期，大多以热毒炽盛之标实为主；继而火热之阳邪易耗伤人之阴津，而真阴（肾阴）为诸阴之本，肾之阴精不足为其根本，精血同源，致肝肾阴虚；同时火热之邪既伤阴又耗气，故致气阴两虚。从整体辨证来看，SLE 临床上有三个基本证型，即热毒炽盛证、肝肾阴虚证、气阴两虚证。其中，热毒炽盛证见于本病急性发作期，临床以皮肤黏膜损害并发热常见，急则治标予犀角地黄汤加味为治；肝肾阴虚证见于疾病缓解期或活动期，以本虚为主或本虚标实为主，临床以肾脏损伤较常见，予六味二至饮（丸）加味为治；气阴两虚证见于疾病缓解期，以本虚为主，临床以心肺损伤、神经系统损伤、肾脏损伤等较常见，予黄芪生脉二至饮（丸）加味为治。孟如教授还认为，这三个基本证型不是孤立的，在 SLE 的病变过程中，随着病情的发展、变化，三个证型会不断转化。另外，临床上亦可见皮肤黏膜损伤之肝肾阴虚兼热毒炽盛的本虚标实证，或肾脏损伤之气阴两虚兼肝肾阴虚的本虚证，以及心肺损伤、神经系统损伤、血液系统病变等气阴两虚、血不养心的本虚证，分别予犀角地黄汤合六味地黄丸、黄芪生脉二至饮合六味地黄丸、黄芪生脉二至饮合酸枣仁汤治之。

再如重症肌无力（以下称 MG），孟如教授认为系因先天不足或后天失调，脾肾亏虚，气血不足，肢体肌肉失养而病，主要累及脾、肾两脏。临床以虚损为主要表现，以脾气虚、肾阳虚为常见，故以补脾益气为主，兼顾脾阳、肾阳为治。其分型证治为：中气不足证，予补中益气汤，或益气聪明汤；气阴两伤证，予黄芪生脉二至饮（丸）合四君子汤；气血两虚证，予八珍汤合当归补血汤；脾肾阳虚证，予右归丸合理中汤，或桂附理中汤。同时，本病具有因虚致实的病理特征，因脾肾亏虚，气不化津，湿浊内停，郁久可化热，形成以脾肾亏虚为本、痰浊湿热为标的本虚标实证，予补中益气汤合黄连温胆汤加减；脾虚痰湿者予香砂六君汤，中阳不足、痰湿内蕴者予桂附理中二陈汤加味；因"久病必瘀"，临床见气虚血瘀阻络证予四君子汤合桃红四物汤加味，等等。

对类风湿关节炎（以下称 RA）一病，孟如教授认为其基本病机特点为本虚而标实，以肝肾不足、气血亏虚为本，以风寒湿热痰瘀为标。以《黄帝内经》所云"精气夺则虚，邪气盛则实"为据，在疾病发展过程中，当脏腑的阴阳气血不足成为主要矛盾之时表现为虚证，在治疗上"虚则补之"。因肝主筋，肾主骨；邪气停留在筋骨长期不去，久致骨节变形，疼痛难忍，这是类风湿关节炎与其他关节病变的不同之处。凡是邪留所处，便是所虚之处，肝肾外合筋骨，故在类风湿关节炎的中医治疗上比较注重肝肾。在病变过程中，以病邪为主时治疗上宜"实则泻之"。临床上往往本虚标实同存，临证以滋补肝肾、益气养血治本，祛风除湿清热，或清热利湿化瘀等治标，标本兼治。

四、注重脾肾，调补气阴

孟如教授临证中十分重视调节脏腑阴阳气血的平衡，重视人体之先后天——"肾"与"脾"。在辨治自身免疫病中，主张治病求本，尤注重调补五脏之肾阴与脾气。认为这类疾病的发生发展多为先天肾之阴精不足，又后天脾气虚弱，加之六淫七情所伤而致。在治法上常用滋肾益阴法，滋补肝肾法，补脾益气法，益气养阴法等为主。

如 SLE 病情处于缓解期时，以肾（肝）阴亏虚或气阴两虚之本虚为主，治以滋肾阴法或滋补肝肾法，以及益气养阴法，分别用六味二至饮（丸），黄芪生脉二至饮（丸）为主调治。当病情处于慢性活动期时，表现为本虚标实，当标本兼治，如肝肾阴虚兼热毒炽盛者，治以滋补肝肾、凉血解毒，予六味地黄丸合犀角地黄汤；阴虚血热者，治以滋补肝肾、清热凉血，予青蒿鳖甲汤合犀角地黄汤等。

又如 MG 一病，临床以虚损为主要表现，与脾、肾密切相关，气虚为主。孟如教授对本病除用健脾、补肾等治法外，益气法贯穿于各个证型的治疗中,故有益气升阳法、益气养阴法、益气养血法、益气温阳法等;本虚标实证的治疗又有益气健脾、活血通络法,益气健脾、燥湿化痰法,益气温阳、燥湿化痰法,益气升阳、清热化瘀法等的不同。

再如 RA,临床往往本虚标实互见,多用标本同治法治之。如肝肾不足兼湿热痹阻证,予补肝肾、强筋骨、清湿热法;气血不足兼风湿热痹阻证,予益气养血、祛风除湿清热法;肝肾不足、气血亏虚兼风湿痹阻证,予滋补肝肾、益气养血、祛风除湿法;营气不足兼寒热错杂证,予温阳益气和营、寒热兼清法等。

孟如教授在其他内科疑难病证如甲状腺功能亢进(简称甲亢)、糖尿病、原发性血小板减少症、再生障碍性贫血等的辨治中也较注重调补肾阴与脾气。

五、活用经方,妙合名方,求新增效

孟教授通过理论及临床的悉心研究,深刻领悟到中医的精髓所在。认为前人传承下来的古方、经方或时方,其组方严密、用药精当、疗效卓著,是中医学宝库中不可多得的宝贵财富,应在审证求因,审因论治的基础上,灵活辨证地运用。

临证中,孟如教授对经方如当归芍药散、酸枣仁汤、防己黄芪汤、黄芪桂枝五物汤、枳术丸及小陷胸汤等的运用较为灵活,并得心应手。如运用治妇人腹痛属肝脾失调证的《金匮》方"当归芍药散"治疗狼疮性肾炎(以下称LN)所致水肿、眩晕等属气血失调之证,以及 SLE、RA、硬皮病等,女性患者闭经或经行不畅、痛经者属肝虚血少、脾虚湿停所致之证,肝脾同治,气血两和,虚实兼顾。本方常与二至丸合用,或与黄芪生脉二至饮合用,或与青蒿鳖甲汤合用分别治疗 SLE、LN 之蛋白尿,或原发性血小板减少性紫癜、自身免疫性溶血性贫血等病症。

又如运用治虚劳病虚烦不寐的《金匮》方"酸枣仁汤"治疗阴虚内热引起的失眠、盗汗、惊悸、精神抑郁等病证有较好疗效;临床上常与二至丸合用于 SLE、皮肌炎等属阴血不足、虚热内扰之失眠,或与黄芪生脉二至饮合用于 SLE、皮肌炎、MG 等属气阴两虚兼血不养心证之心悸、失眠等;另与温胆汤合用于失眠兼素体痰盛、苔腻脉滑之本虚标实者;或与甘麦大枣汤合用并酌加夜交藤、合欢皮治疗抑郁证、更年期综合征等属心脾两虚、气阴不足之证。

　　再如运用《金匮》方"防己黄芪汤"治疗 RA 关节肿痛者；常与五苓散合用治疗 LN 水肿及蛋白尿；运用《金匮》方"黄芪桂枝五物汤"治疗系统性硬皮病属阳气不足、寒凝血瘀证；运用《金匮》方"枳术丸"与六味地黄丸合用于自身免疫性疾病如 SLE、LN、皮肌炎等兼有脾虚气滞、大便溏泄者；或与补中益气汤、香砂六君汤合用于 MG 属脾虚湿滞者；运用《伤寒论》(以下称《伤寒》)方"小陷胸汤"与"温胆汤"，或平胃散合用治疗 SLE、皮肌炎等经环磷酰胺冲击治疗后出现胃脘胀痛、恶心呕吐、口苦、舌苔黄腻，脉滑数等属痰热互结证者。

　　此外，孟教授对《伤寒》方如小柴胡汤、四逆散、当归四逆汤等，以及《金匮》方如木防己汤、桂枝芍药知母汤、猪苓汤等的临床运用也较为灵活而广泛。

　　孟如教授认为，由于自身免疫病往往累及多个脏器、系统组织，病情复杂多变，虚实夹杂，缠绵难愈，中医治疗仅靠单一的方剂难以获取满意疗效，故主张将几个方剂联合配伍运用。孟如教授通过长期临床实践和积累，从众多经方、时方中选择出组方严密、疗效卓著的方剂配伍成对，并灵活用于临床而获良效。孟如教授临证中或两方合用，或多方合用，配伍极为灵活，往往是相须为伍或相使为伍，相辅相成，从而体现了中医气血同治、补泻结合、标本兼治等的基本原则。现以孟如教授临床常用的几个方剂配伍组方（方剂配对）为代表详述之。

　　"六味二至饮"是孟如教授治疗自身免疫病如 SLE、LN 最常用的治本方剂配伍，由中医名方"六味地黄丸"和"二至丸"组成，二方相须为伍，具有较强的滋补肝肾之功用。孟如教授临床上亦常用于治疗皮肌炎、硬皮病、糖尿病、原发性血小板减少性紫癜等属肝肾阴虚证患者。

　　"犀角地黄汤合化斑汤"是孟如教授治疗自身免疫病 SLE 发热、红斑狼疮属热毒炽盛之标实证的常用方剂配伍，由名方"犀角地黄汤"和"化斑汤"组成，二方相须为伍，具有较强的清热解毒、凉血散瘀之功用。亦常用于治疗皮肌炎、过敏性紫癜等属热毒炽盛之标实证患者。

　　"犀角地黄汤合六味地黄丸、犀角地黄汤合青蒿鳖甲汤"均为治疗自身免疫病(SLE)本虚标实证的常用方剂配伍，前者用于 SLE 属肝肾阴虚兼热毒炽盛证，后者用于 SLE 属阴虚血热证。亦常用于皮肌炎、过敏性紫癜、紫癜性肾炎等分属诸二证者。

　　此外，孟如教授临床以四妙丸为主的方剂配伍组方和以增液汤加天花粉组成的"加味增液汤"为主的方剂配伍运用亦具有独到经验。孟如教授在

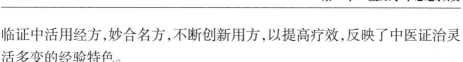

临证中活用经方,妙合名方,不断创新用方,以提高疗效,反映了中医证治灵活多变的经验特色。

六、以人为本,和谐医患,崇尚医德

孟如教授具有以人为本,和谐医患,崇尚医德的人道主义精神。对患者耐心细致、认真负责、尊重关爱。她常告诫我们:做学问,先要学做"人"。医者更应该具有崇高的信念、完美的人格和高尚的情操,更富有同情心和高度的责任心。

孟如教授常说:医者治病,应以人为本,见病更要见人,医患应和谐交流,更须关爱患者。除药物治疗外,孟如教授还重视患者的身心健康。临床上见诸多的慢性疑难病患者长期承受疾病之苦,还要承担家庭、经济、工作等方面压力,这类患者常情志不遂,依从性不高,使疾病的药物治疗受到一定影响,故从医者角度指导患者增强战胜疾病的信心,调畅情志、节制饮食、适度运动。尽管来找孟如教授看病的患者很多,但她仍抽出时间教患者如何按中医的理论学会合理健康饮食,学会根据自己的爱好进行适当运动,学会从中获得快乐,丰富与充实精神生活,增添生活情趣,提高生活质量。

孟如教授一贯认为,在疾病的治疗过程中,既有医生的付出和努力,也有患者的支持和配合,医患二者相辅相成。她常说:一个热爱自己事业的人,必然热爱他所服务的对象。患者离不开医生,而医者的成长也离不开患者。

几十年来,孟如教授高尚的医德、淳正的医风受到病家的广泛赞誉,也成为我们后学者的楷模。

第二节 《金匮要略》教学思想

孟如教授为全国普通高等教育中医药类规划教材编审委员会委员,全国普通高等教育中医药类规划教材《金匮要略选读》主编,新世纪高等院校中医药规划教材《金匮要略》主审,对《金匮要略》有独特见解。

一、《金匮要略》的学术成就

《金匮要略》是汉代·张仲景所著《伤寒杂病论》的杂病部分,是我们学

习和研究内伤杂病证治的重要经典著作,是祖国医药学伟大宝库中的一颗明珠。在中医发展史上,本书确立的以病为纲,病证结合,辨证论治的诊疗理论和方法,对中医临床医学理论体系的形成和发展,起了极大的推动作用,至今仍有效地指导着中医的临床实践。本书创制的205首方剂,用药精练,配伍严谨,功效卓著,与《伤寒论》中方剂共同被后世誉为医方之祖,并尊为经方。目前多将该书的学术成就概括为以脏腑经络辨证论治内伤杂病,这种提法在一定程度上,揭示出本书的思想核心,但就全书的学术成就和思想方法而论,是不够全面的。因此,系统而较全面地研究其学术成就及朴素的唯物辩证法的逻辑思维方法,对继承与发扬祖国医药学遗产,创立我国的新医药学派是有重要的现实意义的。我们根据多年来教学和临床研究所得,结合对书中各篇章条文的分析和归纳,并参照《黄帝内经》有关论述作初步探讨。

(一)医药结合,自成一体

在我国医学发展史上,东汉以前的医籍中,医学基础理论与方药大多各成系统,未曾结合。正如《汉书·艺文志》所述:"医经者,原人血脉、经络、骨髓、阴阳、表里,以起百病之本,死生之分……经方者,本草石之寒温,量疾病之浅深,假药味之滋,因气感之宜,辨五苦六辛"。张仲景继承古代医家丰富的基础理论和药物知识,"勤求古训,博采众方,撰用《素问》《九卷》《八十一难》《阴阳大论》《胎胪药录》,并《平脉辨证》"。创立了"观其脉证,知犯何逆,随证治之"的诊疗理论和方法。创造性地将医经与经方融汇贯通,将医理与方药有机地结合,理法方药,脉因证治,自成一体。不仅为中医临床诊疗体系的形成奠定了牢固的基础,而且本书的问世,使中医学基础理论、药物方剂、临床医学三者齐备,构成了独特完整的祖国医药学体系,自立于世界医学之林。

(二)以病为纲,分门别类

《金匮》全书共25篇,除首篇总论及最后3篇杂疗方和食物禁忌外,其余篇首皆冠以"病脉证治""病脉证并治",以示强调以病为纲,论其脉因证治。《金匮》所称之病,多以突出的症状(如痉病、咳嗽上气、呕吐、腹泻、下利),体征(如水气病、黄疸病)或病因(如痰饮病、湿病)为依据,作为纵向归纳疾病的方法,以揭示某些疾病的共同特性及其发生、发展和治疗的一般规律,便于在千变万化、错综复杂的内伤杂病中,掌握疾病的共性,得其纲要,以执简驭繁。

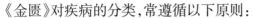

《金匮》对疾病的分类,常遵循以下原则:

互有联系,又各见特点,需鉴别异同点的几种疾病常并列在一起作为一篇,如病机相仿的"血痹虚劳病"篇,证候相似的"痉湿暍病"篇,病机病位相近的"胸痹心痛短气病"篇,病变脏腑(或系统)相同的"肺痿肺痈咳嗽上气病"篇、"呕吐哕下利病"篇、"腹满寒疝宿食病"篇等。

范围广泛或病情比较复杂的疾病,多一病成篇,便于充分论述,如"水气病""痰饮咳嗽病""黄疸病"。

分科论病,如外科疾病列为一篇的"疮痈肠痈浸淫疮病"。妇产科疾病列为一篇的"妇人妊娠病""妇人产后病""妇人杂病"等。

将不便归纳的疾病列为一篇,如"趺蹶手指臂肿转筋阴狐疝蛔虫病"等。

随着中医学的发展,对疾病的认识逐渐深入,内容不断增多,《金匮》一病一篇的分类方法,已广泛被临床各科所采用,数病合篇的疾病分类方法则被淘汰,但其分篇的成功部分,即重视各病之间的相互联系、转化与鉴别等精神,却被后世医家所汲取。《金匮》分科论病的思想,则为外科、内科、妇产科等临床学科的独立形成奠定了基础。

(三)病证结合,辨证施治

讨论内伤杂病,首先议病,然后议证,病证结合,辨证施治,这是《金匮》对临床医学的一大贡献,是唯物辩证法在中医诊疗体系中的反映。在辨病的基础上进一步辨证,有利于揭示同类疾病在某一阶段的特殊本质——即个性,便于个体化治疗。病与证的关系,是疾病的共性(一般规律)与个性(特殊规律)的关系。仲景辩证地看待病与证的关系,既看到一病可包括几种不同的证,又看到不同的病在其发展过程中,可出现同一证,从而根据辨证论治的原则,分别采用"同病异治"或"异病同治"的方法进行处理。

"同病异治"一语,最早见于《黄帝内经》。它的涵义是从一种疾病中,分析其矛盾的特殊性,找出不同的证,从而针对证,采用不同的治疗原则和方法。如对痰饮病(四饮之一),本书用六个不同的处方进行治疗。"心下有痰饮,胸胁支满,目眩,苓桂术甘汤主之。""夫短气有微饮,当从小便去之,苓桂术甘汤主之;肾气丸亦主之。""假令瘦人脐下有悸,吐涎沫而癫眩,此水一也,五苓散主之。""先渴后呕,为水停心下,此属饮家,小半夏加茯苓汤主之。""病者脉伏,其人欲自利,利反快,心下续坚满,甘遂半夏汤主之。""腹满,口舌干燥,此肠间有水气,己椒苈黄丸主之。"同病何以异治? 关键在于证不同。以方测证,可知饮病虽一,所病脏腑各异,辨证不同,因而治疗时选方不同。因脾阳不运者,用苓桂术甘汤健脾利水,因肾阳不足者,用八味肾气丸温肾化水;因膀胱气化不行者,用五苓散化气行水;因胃气上逆者,用小半夏加茯苓汤降逆和胃,蠲饮利水。饮邪内聚成实者,用攻逐水饮法以治其标,可随证选用甘遂半夏汤,己椒苈黄丸。仲景这种按照脏腑病证,分清标本缓急,采用"同病异治"的方法,举不胜举。

书中更有一病二方的条文,如"病溢饮者,当发其汗,大青龙汤主之;小青龙汤亦主之。""胸痹心中痞气,气结在胸,胸满,胁下逆抢心,枳实薤白桂枝汤主之;人参汤亦主之。""胸痹、胸中气塞、短气,茯苓杏仁甘草汤主之;橘枳姜汤亦主之。""里水,越婢加术汤主之;甘草麻黄汤亦主之。"等,醒目地显示出仲景重视辨证,强调同病异证,应当异治的治病求本的精神。

《金匮》不仅强调一病用多方,功效不同的"同病异治"法,而且强调一方治多病的"异病同治"法。"异病同治"的涵义,是在多种疾病中,分析其矛盾的共性,找出相同的证,从而采用相同的治疗原则和方法。如以肾气丸的治疗为例,书中有以下条文:"虚劳腰痛,少腹拘急,小便不利者,八味肾气丸主之。""夫短气有微饮,当从小便去之……肾气丸亦主之"。"男子消渴,小便反多,以饮一斗,小便一斗,肾气丸主之。""问曰:妇人病饮食如故,烦热不得卧,而反倚息者,何也? 师曰:此名转胞,不得溺也,以胞系了戾,故致此病,但利小便则愈,宜肾气丸。"肾气丸一方疗虚劳、痰饮、消渴、转胞等四种不同的病。又如"风湿脉浮身重,汗出恶风者,防己黄芪汤主之。""风水脉浮身重,汗出恶风者,防己黄芪汤主之。"防己黄芪汤既治湿病,又治水气病。再如"寒病腹中痛,及胁痛里急者,当归生姜羊肉汤主之。""产后腹中病痛,当归生姜羊肉汤主之。"当归生姜羊肉汤既治寒疝病,又治虚劳病腹痛。异病何以能同治? 关键在于证同。仍以肾气丸为例,肾为先天之本,主水,与膀胱相表里,肾虚一方面可使膀胱气化不行而小便不利,另一方面也可导致膀胱约束无权,水液直趋而下,出现小便反多。因此,虽然一病虚劳,小便不利,一病消渴,小便反多,病不相同,小便的变化亦截然相反,但其脏腑病机却相同,证的本质都由肾虚引起,故温阳补肾的肾气丸皆能取效。

"同病(异证)异治、异病(同证)同治"的核心是证。上述事例还说明杂病的辨证论治离不开脏腑经络学说,证是脏腑经络病理变化的客观反映,是体现疾病特殊本质,指导个体化治疗的依据。

《金匮》一书以病为纲,病证结合,对内伤杂病辨证论治的诊疗方法,千百年来指导着中医的临床实践,成为后世临床医学的典范。目前,中医临床各科所采用的病名、病因病理、辨证论治的逻辑思维程序,莫不导源于此。三者各有其用,缺一不可,共同构成中医科学的临床思维方法。现代医学体系与中医学体系之间,虽然有着显著的差别,但其临床思维的方法却与《金匮》颇为类同,产生于 1 700 多年前的《金匮》,具有这样的科学思维规律,实在是难能可贵的。

(四)理法方药,有机联系

《金匮》条文常脉证并举,又多以脉象阐明病因病理,指导遣方用药,使中医的脉因证治、理法方药有机地结合在一起。如《胸痹心痛短气病》篇说:"夫脉当取太过不及,阳微阴弦,即胸痹而痛,所以然者,责其极虚也。今阳虚知在上焦,所以胸痹心痛者,以其阴弦故也。"本条以脉象阐明胸阳不振,阴邪搏结乃胸痹、心痛发生的病因病理。又说:"胸痹之病,喘息咳唾,胸背痛短气,寸口脉沉而迟,关上小紧数,瓜蒌薤白白酒汤主之。"进一步阐明胸痹病的脉证及治疗方剂,胸痹病的脉因证治俱备。以下条文则随证论其加减,痰涎壅盛者加半夏(瓜蒌薤白半夏汤);气机郁滞者加枳实、厚朴、桂枝(枳实薤白桂枝汤),若气郁属中虚有寒,寒凝气滞者,又当温中补虚,另选他方(人参汤)。又如《腹满寒疝宿食病》篇说:"按之心下满痛者,此为实也,当下之,宜大柴胡汤。"文中"按之心下满痛者"言主症,"此为实也,当下之"言治则,"宜大柴胡汤"言处方。文字虽然不多,但辨证与论治,理法与方药已有机地联系在一起了。本书理法方药、脉因证治有机结合的逻辑推理方法,是仲景将自己和前人的丰富实践经验上升为理性认识的成果,是中医学向前发展的必然结果。

(五)创制经方,谨严精当

《金匮》根据《黄帝内经》立法处方的一般原则,创制了 205 首方剂(食物禁忌和杂疗方三篇的方剂不包括在内)。这些处方,用药精炼,配伍严谨,构思微妙,加减灵活,功效卓著。如黄土汤是仲景为虚寒性便血而创制的一首方剂。方中以黄土温脾止血为君,佐术、附增其温阳健脾之力,地黄、阿胶助其养血止血之功,因术、附燥热,虑其伤阴动血,反佐黄芩苦以坚阴,甘草为使,调和诸药。众药合用,刚柔相济,相辅相成,温阳而不伤阴,滋阴又不损阳,体现了仲景立方有法,用药精当,配伍谨严的制方原则。再以小青龙汤治疗支饮为例,《痰饮咳嗽病》篇从"咳逆倚息不得卧,小青龙汤主之"到"若面热如醉状,此为胃热上冲其面,加大黄以利之"等六个条文,相当于一份完整的病历。记载了上盛下虚、素体血虚的支饮患者服小青龙汤后的诸种变化及其治疗,充分体现了仲景药随证转,因病制宜的特点。

(六)《金匮要略》载方归类

1. 解表化饮剂　解表化饮剂为治疗外感痰饮喘嗽病而创设,如小青龙汤、小青龙加石膏汤、射干麻黄汤。

2. 涌吐剂　涌吐剂为治疗宿食停胃的病证而创设,如瓜蒂散。

3. 泻下剂　泻下剂为攻逐里实之病证而创设。因其病情的寒热虚实而分别采用温下剂如大黄附子汤;寒下剂如大承气汤、小承气汤、厚朴三物汤;润下剂如麻子仁丸。

4. 表里双解剂　表里双解剂为治疗表里同病之疾而创设。如解表攻里的厚朴七物汤、大柴胡汤;解表清里的越婢汤、大青龙汤;解表温里的乌头桂枝汤。

5. 清热泻火剂　清热泻火剂为治疗里热病证而创设。此类方剂《伤寒论》中记载尤多。《金匮》所载者,有治疗脏腑热甚迫血妄行的泻心汤;治热利下重的白头翁汤;热伤气津的白虎加人参汤、竹叶石膏汤;余热扰心,心烦不寐的栀子豉汤。

6. 温里回阳剂　温里回阳剂为治疗阳气衰微,阴寒内盛的病证而创设。温里剂如人参汤、大建中汤、小建中汤、吴茱萸汤、薏苡附子散、赤石脂丸;回阳剂如四逆汤、桂枝附子汤、白术附子汤、甘草附子汤等。

7. 补益剂　补益剂为治疗人体阴阳气血亏损的病证而创设。如补血散寒的当归生姜羊肉汤;补阴的酸枣仁汤、百合地黄汤、甘麦大枣汤;补阳的八味肾气丸等。

8. 固涩剂　固涩剂为治疗气血精液耗散滑脱的病证而创设,如涩肠固脱的桃花汤,涩精止遗的桂枝加龙骨牡蛎汤。

9. 理气剂　理气剂为治疗气机郁滞的病证而创设,如半夏厚朴汤、瓜蒌薤白白酒汤、橘皮竹茹汤、大半夏汤等。

10. 理血剂　理血剂为治疗瘀血及血证等病而创设。如活血化瘀的大黄䗪虫丸、桂枝茯苓丸、鳖甲煎丸、温经汤;止血剂如黄土汤、柏叶汤、胶艾汤等。

11. 祛湿剂　祛湿剂为祛除湿邪,治疗湿病而创制。如清热利湿的茵陈蒿汤;利水化湿的五苓散、茵陈五苓散、猪苓汤、防己黄芪汤、防己茯苓汤;温化水湿的苓桂术甘汤、甘姜苓术汤等。

12. 润燥剂　润燥剂为治疗肺胃阴伤的燥证而创制,如麦门冬汤。

13. 驱虫剂 驱虫剂为治疗寄生虫病而创制,如乌梅丸。

14. 疮痈剂 疮痈剂为治疗疮痈病而创制。如治肠痈的大黄牡丹汤、薏苡附子败酱散,治浸淫疮的黄连粉等方。

以上诸方,对中医方剂学的形成和发展起了重要的推动作用。清末费伯雄说:"不读《伤寒》《金匮》,则无以知立方之法,而无从施治。"评价之高,可见一斑。此外,《金匮》在继承《黄帝内经》《难经》"治未病"的思想基础上,于书中首篇第1、2条提出"见肝之病,知肝传脾,当先实脾""五脏元真通畅,人即安和……若人能养慎,不令邪风干忤经络;适中经络,未流传脏腑,即医治之"的病因学和发病学预防思想,体现了仲景创造性地以预防为主、防治结合的基本观点来指导中医临床实践,取得了巨大的学术成就,使《金匮》一书,在中医临床医学史上,起到承先启后,继往开来的作用。仲景的这种善于学习,大胆实践,认真总结,勇于创新的治学精神,在今天也是值得我们学习和发扬的。

(七) 诊法与治则

对《金匮》诊法的整理研究,较多集中在脉诊和舌诊上。《金匮》全书22篇,除"奔豚气病脉证治"篇外,其余21篇均论及脉象。书中398条条文,145条论及脉象,占总条文的36.4%。诊脉部位,有独取寸口;分寸、关、尺以候之及兼诊少阴脉等法。脉象的类别,归纳起来有:浮、沉、迟、数、弦、紧、大、细、微、弱、芤、革、伏、出、脱、绝、动、涩计18种。相兼脉有:浮虚而涩、浮紧、浮数、浮缓、浮滑……沉细、沉小迟、沉弱、沉绝……等51种。脉象的运用,一是测因论理,二是指示病位,三是据脉论治,四是判断预后,五是以脉论脉,六是脉象与季节、气色的相应。借脉论理是《金匮》的特色之一,据此可分病之表里寒热与虚实标本。

关于舌诊,《金匮》主要用以:①审查病因,如"唇萎舌青……为有瘀血";②阐述病机,如"邪入于脏,舌即难言";③确定治则,如"病者腹满,按之不痛者为虚,痛者为实,可下之。舌黄未下者,下之黄自去"。

《金匮》的治疗法则,可概括为扶正、祛邪两大法。扶正针对正虚,包括滋阴、扶阳、益气、养血与调和阴阳等;祛邪针对邪实,包括散寒、清暑、祛湿、泻火、逐瘀、消食、利水、驱虫、排脓、化饮、解疫疠(指阴阳毒)等;病属正虚邪实者当攻补兼施,两法并用,使祛邪而不伤正,扶正而不碍邪。新中国成立以来,国内学者分别对《金匮》的温法、温阳通气法、苦辛法、寒温并用法、泻下法、活血化瘀法……进行了多方面的研究。有学者认为《金匮》有关泻下法的 30 余条原文中,用方 20 余首,可将其归纳为寒下、温下、润下、逐水、攻瘀及类用法六类。有学者认为将泻下法归纳为解表攻里、和解攻里、泻下热结、泻下积滞、攻逐水饮、攻破瘀血、泄热逐水、清热利湿泻积、泻热除烦、破瘀泄热、温下寒积、润肠通便、和胃通便、破血逐水、解毒破瘀等 18 种,每法后皆附有代表方剂。有学者认为,根据《伤寒》《金匮》有关原文,将仲景治瘀法则概括为:温经活血法、泄热逐瘀法、行气活血法、补气活血法、行瘀逐水法、活血化湿法、化痰消癥法、活血止血法、活血祛风法、解毒活血法等,并研究了各法的适应证、病因病机及对后世的影响等。张氏将《金匮》治饮法则归纳为:温肺化饮、宣阳蠲饮、攻逐水饮、消痞散饮、分消水饮、解表化饮等十法。另有学者则根据《金匮》治疗妇科腹痛的方剂,将其法则归结为三类十二法。属祛瘀止痛类者,有活血散瘀法,如红兰花酒;调营消瘀法,如土瓜根散;破血攻瘀法,如下瘀血汤;逐水行瘀法,如大黄甘遂汤;通腑行瘀法,如大承气汤。属补虚止痛者,有补气生血法,如小建中汤;补阴和阳法,如胶艾汤;温阳暖宫法,如附子汤;补虚散寒法,如当归生姜羊肉汤。属调和止痛者,有温经和血法,如温经汤;调肝理脾法,如当归芍药散;行气活血法,如枳实芍药散。

(八) 方与药

《金匮》载方 205 首,用药 155 味,所载之方与《伤寒》方同被喻为医方之祖,其组方严谨,用药精炼,治疗范围广泛,笔者(孟如教授)将其归纳为解表化饮、涌吐、泻下、表里双解、温阳、补益、固涩、理气、理血、祛湿、润燥、驱虫、消痛等十四类。目前对《金匮》方与药的研究主要有如下几方面:

1.《金匮》的组方用药法则 一是,将性能功用相似的药物配伍在一起,以增强疗效,如用附子、干姜回阳救逆;大黄、芒硝泻热通便;龙骨、牡蛎镇静安神;石膏、知母清阳明热;枳实、厚朴消胀除满。二是,将性能功用不同的药物配合在一起,共同发挥完整的作用,如桂枝、茯苓化气行水;干姜、半夏温化寒饮、暖中止呕。三是,配用其他药物,以缓解主药的不良反应,如葶苈、大枣相伍,葶苈子泻肺平喘,大枣健脾补中,使攻邪而不伤正。四是,配用其他药物,以扶助主药起更缓和而持久的疗效,如桔梗、甘草利咽止痛;芍药、甘草酸甘化阴,缓挛急,皆取甘草之甘缓,作用持久,辅助主药发挥作用。五是,将性能功效不同的药物配合在一起而产生一种新的作用,如仲景对痰饮咳嗽,常用五味子伍干姜,取干姜辛散配五味子酸收,调节肺的开阖,使肺的开阖正常,呼吸通畅而咳嗽止。

此外,更有"相反"的药物配合应用的情况,如甘遂、甘草同用起相反相成的作用。杨氏通过对《伤寒》《金匮》方加减、配伍、剂量等的分析,认为汤方药物的加减是建立在辨证的基础上,根据病机加减不同的药味,可分为方内与方外加减两种。

2.《金匮》组方的理论根据　有学者从《伤寒》《金匮》中体会到《黄帝内经》"通因通用"法则的具体运用。有学者论述《金匮》温经汤方义时指出其理论源于《黄帝内经》,《素问·离合真邪论》"天地温和,则经水安静;天寒地冻,则经水凝泣;天暑地热,则经水沸溢;卒风暴起,则经水波涌而陇起。"说明经水在温和的条件下才能保持正常。仲景取义于《黄帝内经》而名曰温经汤,反映了生理和治疗的双重意义。就其药物看,此方集温、润不同之药,而能阴阳兼顾,使气血温和,冲任得养,肝胆滋润而经水调和。

3. 汤方比较　《金匮》方与证是丝丝入扣的,方药相差不多,但药味更改或剂量变化,可使其治法与适应证随之而变。因此,分析和比较药味相似的处方,具有重要的临床指导意义。有学者对《伤寒》《金匮》之苓桂术甘汤、茯苓甘草汤、苓桂甘枣汤三方进行比较,认为三方中四味药内有三味药相同,都具温化水湿,消除内停水饮,使身体康复的功效,但三方所主病证之病因病机不同。有学者对厚朴、大黄、枳实三药按不同剂量组成厚朴大黄汤、小承气汤、厚朴三物汤的分析中得出三方药味虽同,而方名、功效各异,说明药物的剂量对方剂的性能影响较大。

4. 单味药的效用及其组方规律　某些单味药功效卓著,使用面广,仲景对这些药的使用,充分展示了其用药思路。因此,弄清这些药的使用及配伍规律,亦是整理研究仲景学说的一个方面。有学者通过对由大黄组成的《金匮》方证治条文的分析,认为大黄在方中有活血祛瘀、攻下热结、消气止痛、和解热痞等作用。有学者通过对《伤寒》《金匮》用牡蛎汤方的分析,认为牡蛎配柴胡入少阳、配桂枝入心,配龙骨加强潜镇作用,配瓜蒌增强滋阴清热力量,配逐水药则起制止水势泛滥之功。该药有除寒热、化痰软坚、镇静安神、滋阴潜阳、固涩收敛、泄水渗湿等作用。有学者通过对《伤寒》《金匮》运用石膏组方,如大青龙汤、小青龙加石膏汤、文蛤汤、麻杏石甘汤、白虎汤、白虎加桂枝汤、白虎加人参汤、风引汤、竹皮大丸、越婢汤、越婢加术汤、越婢加半夏汤、木防己汤等的证治范围分析,认为仲景运用石膏组方的规律可概括为:与寒凉性药物如知母、竹叶、麦冬、白薇、竹茹等同用,可增强清解、凉解或清润作用;与温热药物如麻黄、桂枝、白术、细辛、干姜等同用,则能制约温燥,起到拮抗作用;与降逆逐水药如半夏、生姜、杏仁、木防己等同用,则有助于降逆,常用于饮邪与热邪互结之证;与补中益气药如人参、粳米、大枣等同用,既能扶正祛邪,又能顾护胃气。长期以来,前人在运用石膏组方治病上,积累了极其丰富的经验,但追根溯源,大多师承汉代的张仲景,取法于《伤寒》《金匮》而不断有所发展、有所创新。此外,尚有探讨仲景方中姜、酒、桃仁、桂枝之效用与组方规律者。

5.《金匮》方的实验研究 近几年来,在整理研究《金匮》方的基础上,一些单位开展了实验研究。西安医学院药理教研组对大黄牡丹汤及败酱汤治疗阑尾炎的作用机制,进行了动物实验,认为大黄牡丹汤的主要作用是增强阑尾蠕动,并促进其血液运行;败酱汤对阑尾的主要作用是抑制其过度蠕动,改善其血液循环。二方组成药物的单独作用是:大黄、丹皮、芒硝可使阑尾蠕动呈现明显的增强,败酱可使蠕动明显抑制,大黄、桃仁、败酱可使阑尾容积增大,丹皮则使容积先缩小,继而略现增大。西安医学院用《金匮》治疗瘀血虚劳病的大黄䗪虫丸防治肠粘连取得一定临床疗效的基础上,对该方的治疗机制进行了实验研究,实验表明大黄䗪虫丸可促进大白鼠腹腔血块吸收,并对大白鼠和犬的肠蠕动有缓和的增强作用,从而认为其蠕动增强,可机械地减少创面与其他组织接触的机会。腹腔血块的吸收则与循环的改善、促进渗出物的吸收有关。有学者用加味黄芪建中汤煎剂给大白鼠皮下注射,可防止幽门结扎所致胃溃疡的发生,并能抑制胃液分泌,减少游离酸和总酸度,使胃液 pH 值上升。笔者认为建中汤之所以能防止结扎幽门所致的溃疡,可能与其抑制胃液和胃酸分泌有关。但灌胃给药则不能防止溃疡的发生,这可能与结扎后,药物停留在胃,不易吸收有关。而建中汤煎剂对鸽胃正常运动及家兔肠运动有抑制作用,并在一定程度上能对抗乙酰胆碱和毛果芸香碱所致的肠痉挛,说明建中汤有类似抗胆碱的作用。

6. 古今方药剂量折算 有学者认为近代《中国度量衡史》记载:东汉 1两(24 铢),合今之 13.92g,1 升合今 198.1ml,较为可靠合理,而李时珍的"古一两今用一钱可也"。张景岳的"古一两为六钱"之说难以确信。有学者通过乌头桂枝汤方用药剂量之换算,得出汉制 1 斤约合今 126g,汉制 1 两约合今之 8g 的结论。

7.《金匮》方的煎、服方法 根据汤方后的煎服方法及注意事项,将其归纳为:直接水煎法、合和煎液后再煎、去渣后再煎、麻沸汤渍之,米熟汤成、先煎、后下、先剉或㕮咀、选用不同的水煎(如甘澜水、潦水、浆水、泉水等),

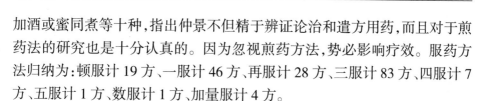

加酒或蜜同煮等十种,指出仲景不但精于辨证论治和遣方用药,而且对于煎药法的研究也是十分认真的。因为忽视煎药方法,势必影响疗效。服药方法归纳为:顿服计 19 方、一服计 46 方、再服计 28 方、三服计 83 方、四服计 7 方、五服计 1 方、数服计 1 方、加量服计 4 方。

二、临床的整理研究

(一)中医病证的重复验证

有研究古代名医用《金匮》方的验案,亦有报导后世中医的临床治验。有学者总结了《临证指南医案》中旋覆花汤、甘麦大枣汤、苓桂术甘汤、麦门冬汤、肾气丸之验案,指出旋覆花汤在叶天士医案中共引用 22 次。仲景用此方治肝着、半产漏下,叶氏则用其治疗脘胁疼痛、宿痞积聚、喘咳、发黄、忿怒、营卫不调之怯冷、便血、血格呕吐、月经不调等。在药物增减方面,加归须、桃仁、柏子仁则重在活血化瘀止痛;增半夏则变疏肝胆和气血为降逆化饮平喘之剂。反映了叶氏用《金匮》方得心应手,师古中有创新,继承中有发展。后世中医用《金匮》理论及证治方剂指导临床取得良好疗效的报道甚多。有学者用通阳行痹的黄芪桂枝五物汤加鸡血膏为基础方,治疗 60 例肢体麻木症,痊愈 22 例,近愈 15 例,好转 21 例,无效 2 例。刘氏用攻逐痰饮之己椒苈黄丸治疗经闭取得疗效,为闭经的证治增添了新的见解。他用风引汤治疗顽固肝风病及痫病之属于热胜者,以橘皮竹茹汤加减治愈多年呃逆,以大黄甘草汤治愈胃热气逆,腑气不通之呕吐,以小半夏加茯苓汤治愈顽固呃逆等报道举不胜举。

(二)《金匮》方治疗西医疾病

如麻黄加术汤为主治疗小儿急性肾炎以泽泻汤治疗内耳眩晕;小青龙加石膏汤治疗急性支气管炎;己椒苈黄丸、木防己汤治疗肺心病;乌梅丸加味、大建中汤、大黄附子汤治疗胆道蛔虫、急性菌痢、蛔虫性肠梗阻;桂枝茯苓丸治疗子宫肌瘤、盆腔炎、变应性结节性皮肤血管病、前列腺肥大;栝蒌薤白汤治疗冠心病;黄芪建中汤治疗溃疡病。桂枝芍药知母汤治疗类风湿关节炎。用《金匮》胸痹理论治疗冠心病心绞痛、胸膜炎、肋软骨炎、慢性肺痈脓、支气管扩张咯血、脏腔纵隔肿瘤以及胃、十二指肠溃疡。

(三)中西医疾病对照

溃疡病穿孔与《腹满寒疝宿食病》"按之心下满痛者,此为实也,当下之,宜大柴胡汤";胆囊炎的辨证施治与黄疸病篇的茵陈蒿汤、大黄硝石汤、柴胡汤;肠梗阻的辨证施治与厚朴三物汤、大承气汤、附子粳米汤、大建中汤有密切联系。从而认为《金匮》对急腹症辨证施治的特点是:①辨病与辨证相结合。②脏腑辨证以通为用。③驱祛扶正,治病求本。有学者研究了《金匮》与皮肤病,认为书中所论的狐惑病、瘾疹、浸淫疮、肌肤甲错等病症与皮肤病有关。

随着《金匮》方的不断实践,它们的使用范围正在逐渐扩大,如桂枝加龙骨牡蛎汤从治虚劳失精,扩大到治疗遗尿、乳泣、盗汗、亡血、小儿肺炎及奔豚、脏躁、惊悸、夜游症等病证;乌梅丸用以治疗胃脘痛、眩晕、眼科疾患花翳白陷(慢性角膜炎、角膜溃疡)、热入血室、口腔炎等病证;当归贝母苦参丸用以治疗因湿热所致的带下、痢疾、黄疸、阴痒、疥疮、湿疹等病;白头翁汤治疗儿童黄疸型肝炎;麦门冬汤治疗梅核气、溃疡病;黄土汤治疗鼻衄、子宫出血等病证;麻杏苡甘汤治疗扁平疣;麻黄加术汤治疗肺炎、荨麻疹;大柴胡汤加减治疗外伤性截瘫;硝石矾石散治疗肠风下血、胆石症、癌症等。

三、《金匮要略》的学习方法

由于本书出于公元二世纪,成书年代久远,文字古奥,言简意赅,给学习带来一定困难。怎样才能掌握正确的学习方法,学好用好《金匮》呢?通过长期的教学和临床实践,孟如教授认为应该注意如下几点:

(一)了解全貌,以握其要

"知其要者,一言而终。不知其要,流散无穷。"学习《金匮》,首先要窥其全貌,以握其要。本书基本可分为总论和各论两部分,"脏腑经络先后病脉证"相当于该书的总纲,篇中以脏腑经络学说为基础,从整体观念出发,对杂病的预防、病因病理、诊法治则及其预后转归等问题作了原则性的启示,对学习以下各篇具有普遍的指导意义;其余21篇则以病分篇,或数病一篇,或一病成篇的论述了内、外、妇科等多种疾病的辨证施治,其中以内科病证为主,有人说此书是中医内科的前身是有一定道理的。

(二)打好基拙,掌握规律

《金匮》对各种病证的写作方法与现在中医临床各科的写法有很大的差别,它采用条文式的论述,且多数条文言简意赅。因此,学习《金匮》各篇,欲明篇章之要,必须弄懂原文,要做到这点,必须:

1. 具有一定的古汉语水平,这是阅读本书的起码条件 《金匮》是东汉时期的作品,书中有不少生字、通假字、古汉语词汇,条文句子成分的倒装与省略,以及许多起不同作用的虚词等,这些都需要具备一定的古汉语基础知识,才能掌握。如"湿家病身疼发热,面黄而喘,头痛鼻塞而烦,其脉大,自能饮食,腹中和无病,病在头中寒湿,故鼻塞,内药鼻中则愈。"文中"内"与"纳"通。又如"黄家日晡所发热,而反恶寒,此为劳得之;膀胱急,少腹满,身尽黄,额上黑,足下热,因作黑疸,其腹胀如水状,大便必黑,时溏,比女劳之病,非水也。腹满者难治。硝石矾石散主之。"文中"硝石矾石散主之"一句是倒装笔法,该句按文意应接在"非水也"之后。如学者无一定基础的古汉语知识,很可能将此方译为治疗脾肾两败的腹满之证而曲解其意。

2. 掌握以方测证、以证测方或相关条文前后照应、触类旁通的学习方法　掌握以方测证、以证测方或相关条文前后照应、触类旁通的学习方法,有助于理解书中有方无证(如"黄疸病,茵陈五苓散主之""脉沉者,泽漆汤主之")、有证无方(如"师曰:病黄疸,发热烦喘,胸满口燥者。以病时火劫其汗,两热所得,然黄家所得,从湿得之。一身尽发热而黄,肚热,热在里,当下之。"下用何方? 若据证结合大黄硝石汤条学习,则知可选此方)、或方证虽有一,但过于简略的条文,如"夫短气有微饮,当从小便去之,苓桂术甘汤主之;肾气丸亦主之。"同病何以异治,必为证异,其证如何? 当以方测证。又如"夫诸病在脏,欲攻之,当随其所得而攻之,如渴者,与猪苓汤,余皆仿此。"临床上引起口渴的原因很多,猪苓汤致渴的机制与见证如何,可先从本方的方义测病机,然后根据病机推导出文中省略的伴口渴而见的兼证。

3. 掌握《金匮》借脉论理、借脉论证的特点　脉象往往成为说理的工具,用以阐明疾病的病因病机、病位症状、治则和预后等。如"寸口脉微而数,微则为风,数则为热。"通过脉象说明肺痈的病因是感受了风热之邪;"师曰:夫脉当取太过不及,阳微阴弦,即胸痹而痛,所以然者,责其极虚也。今阳虚知在上焦。所以胸痹、心痛者,以其阴弦故也。"通过脉象说明胸痹的病机与上焦阳气不足,下焦阴邪上乘有关;"病人脉浮者在前,其病在表;浮者在后,其病在里,腰痛背强不能行,必短气而极也。"通过脉象说明病位之表里及其见症。"肠痈者……其脉迟紧者,脓未成,可下之,当有血。脉洪数者,脓已成,不可下也。"以脉象定肠痈的治疗原则。"上气面浮肿,肩息,其脉浮大不治。"通过脉象判断上气的预后。学习《金匮》,如不掌握其论脉的特点,是很难理解这类原文的。

4. 选择好参考书籍,帮助理解原文　阅读古书是离不开前人注释的。明、清以后出了一些注释《金匮》的书籍,其中较好的有:清·尤在泾的《金匮要略心典》,该书注释简明,持论平正;吴谦等的《医宗金鉴·订正金匮要略注》简明扼要,博采旁引,并指出一些条文存疑之处;此外,周扬俊的《金匮玉函经二注》、徐忠可的《金匮要略论》,黄元御的《金匮悬解》,曹颖甫的《金匮发微》等,都是各有特色、较好的《金匮》注书。南京中医学院金匮教研组编写的《金匮要略注释》广集各家之长,对注家的不同意见,编者每在按语中阐明自己的观点,并于部分条文之后,附医案选录,以理论联系实际。全书内容丰富,通俗易懂,是一部较好的学习参考资料。总之,结合《金匮》各注本学习此书,可收事半功倍的效果。

(三)系统总结,整理提高

通过上述方法弄懂《金匮》原文后,应进一步对各篇内容进行分析归纳,使散乱的条文、零星的内容系统化、条理化,变为自己的东西,这是学习古典医籍的必由之路,否则就难得其要,为此,需以一定的方式归纳每篇所论疾病的脉因证治。可列表,亦可做文字小结。一般做法是先对条文进行分析,然后再归纳之。

如"痉湿暍病脉证治第二",论述湿病的条文共有九条,涉及脉因证治的条文归类分别为:

脉 {
"脉沉而细者,此名湿痹"。(8)
"风湿脉浮"(14)"风湿相搏,……脉浮虚而涩"(15)
分析湿病病脉,何以有浮,沉之别。
}

因 {
"风湿相搏,一身尽疼痛"(9)
"病者一身尽疼,……名风湿。此病伤于汗出当风,或久伤取冷所致也。"(13)
}

症 {
"太阳病,关节疼痛而烦,……湿痹之候,小便不利,大便反快,但当利其小便。"(8)——湿病内外合邪的表面及治则
"湿家病身疼发热,面黄而喘,头痛鼻塞而烦,其脉大,自能饮食,腹中和无病,病在头中寒湿,故鼻塞,内药鼻中则愈。"(10)——论寒湿在上的表现及治则
"湿家之为病,一身尽疼,一云疼烦。发热,身色如熏黄也。"
}

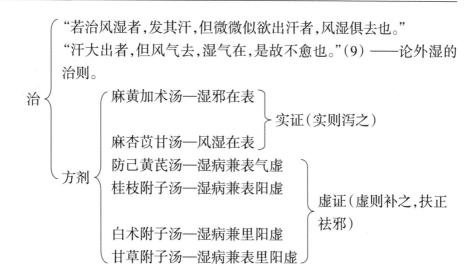

"若治风湿者,发其汗,但微微似欲出汗者,风湿俱去也。"

"汗大出者,但风气去,湿气在,是故不愈也。"(9)——论外湿的治则。

治　方剂　
麻黄加术汤—湿邪在表　麻杏苡甘汤—风湿在表　实证(实则泻之)

防己黄芪汤—湿病兼表气虚　桂枝附子汤—湿病兼表阳虚　白术附子汤—湿病兼里阳虚　甘草附子汤—湿病兼表里阳虚　虚证(虚则补之,扶正祛邪)

如上可知《金匮》所论湿病:

脉——表湿重者,其脉浮,若兼阳虚者,脉浮虚而涩;内外合邪,里湿重者,其脉沉细。

因——感受外湿,邪犯肌表,湿流关节,气血受阻,不通则痛。

证——以发热身重,骨节疼烦为主证,病在肌肉、关节。细分之,病有表里上下之不同。寒湿在上,除有湿邪犯表之身疼发热外,尚见头痛鼻塞而喘等上部见证;内外合邪的湿病,必兼小便不利,大便反快等里证;湿邪久郁,尚可引起发黄。

治——湿邪在表,治分虚实。属实者,宜发汗祛邪。发汗之要,在于微汗,忌大汗出。治疗时因其兼风兼寒,而分别选用麻黄加术汤,或麻杏苡甘汤;属虚者,宜助阳益气,扶正祛邪(以湿为阴邪,易伤阳气)。治疗时因其气虚阳虚,而分别选用防己黄芪汤或桂枝附子汤、白术附子汤、甘草附子汤。

(四)章节之间的联系性

掌握相关篇章各疾病间的内在联系、以达相互补充,相互为用之目的,如水气病与痰饮病,痰饮病(狭义)与呕吐病,支饮与咳嗽上气,百合病与脏躁,历节病与湿病等。就水气病而言,篇中对水气病的治疗提出了发汗、利小便、攻下逐水等原则,但未出攻下逐水之方剂,如学习时能联系痰饮病篇的相关内容,则可借用其方。这说明,读者如能跨越篇章之界,而明其理,则有知常达变,灵活机动之机,始深得仲景一书之要矣!

(五) 探讨共性

对书中具有共性的问题或疑点,进行综合、深入地探讨。如各篇中有关"家""反"等字的论述条文颇多,"疮家""湿家""淋家""衄家""胃家""呕家""失精家""亡血家""中寒家""支饮家""饮家""黄家""诸病黄家""咳家"等。"家"字的涵义是什么? 对于正确理解原文是十分重要的。又如"湿家之为病,一身尽疼,发热,身色如熏黄也。"一条,因为"发热"一症与"身色如熏黄也"的矛盾,造成注释上的三种不同见解。一则认为发黄是湿热蒸所致;二则认为是寒湿所致;三则模棱两可,既言黄由湿热引起,又言其色暗如烟熏属脾虚湿郁,与阳明之瘀热发黄色鲜明者不同。如何解释这一矛盾呢? 关键在于对"发热"的解释上。我认为"发热"只是一个症状,是疾病的一种外在表现,它能决定黄发生的机制,就如同《伤寒论》太阳病的发热,不能定其病因为热邪一样。何况"痉湿暍病"第10条说"湿家病身疼发热……病在头中寒湿",该段也不言而喻地回答了这一问题。当然,书中难解的条文是很多的,只要思路正确,多理论联系实际,这些问题会逐步得到解决的。

(六) 结合《内》《难》,溯本求源

医学是具有继承性的,我们不能割断中医学的发展史来孤立地学习《金匮》。仲景在《伤寒论·自序》中说"撰用《素问》《九卷》《八十一难》《阴阳大论》《胎胪药录》……为《伤寒杂病论》合十六卷。"可见《金匮》的理论多据《黄帝内经》《难经》(以下称《内》《难》)而来。如《难经·七十七难》说:"经言上工治未病,中工治已病者,何谓也? 然,所谓治未病者,见肝之病,则知肝当传之于脾,故先实其脾气,勿令得受脾之邪,故曰治未病焉。中工者见肝之病,不晓相传,但一心治肝,故曰治已病也。"《素问·太阴阳明》说:"帝曰:脾不主时,何也? 岐伯曰:脾者,土也。治中央,常以四时长四藏,各十八日寄治,不得独主于时也。"仲景继承《内》《难》之说,于首篇首条提出"问曰:上工治未病,何也? 师曰:夫治未病者,见肝之病,知肝传脾,当先实脾,四季脾旺不受邪,即勿补之;中工不晓相传,见肝之病,不解实脾,惟治肝也"。又如《素问·平人气象论》说:"目裹微肿,如卧蚕起之状,曰水……面肿曰风,足胫肿曰水。"《金匮》水气病篇则说:"寸口脉沉滑者,中有水气,面目肿大,有热,名曰风水。视人之目窠上微拥,如蚕新卧起状,其颈脉动,时时咳,按其手足上,陷而不起者,风水。"类似例子在书中是举不胜举的。

《金匮》不仅继承了《内》《难》之说,而且在其基础上有所发展,如《内经》有"疟论、刺疟论"篇,篇中论述了疟病的病因病机、主症分型、针刺治疗

等,《金匮》疟病篇则略其所详,补其不足,用五个条文阐述了:①疟病的治疗原则;②疟病的分型证治;③久治不愈形成疟母及其治疗。

《伤寒》《金匮》原是一书的两个部分,其间的联系是紧密的。伤寒日久不愈可转为杂病,杂病体虚又每招邪侵。因此,在《金匮》中常可见到两书重复的条文和外感热病后形成的杂病,二书结合学习可起互补作用,使所得概念更为完整。如黄疸病,《金匮》载22条,《伤寒论》载18条,共计40条。黄疸色泽的辨证方面,《金匮》谓"身色如熏黄也。"又说"腹满,舌萎黄,躁不得睡,属黄家。"《伤寒论》则说"伤寒七八日,身黄如橘子色,小便不利,腹微满者,茵陈蒿汤主之。"两书分别论述了寒湿发黄的晦黯与湿热发黄的明亮,成为后世阴黄阳黄的辨证依据。在黄疸病兼表证的治疗方面,《金匮》说"诸病黄家,但利其小便;假令脉浮,当以汗解之,宜桂枝加黄芪汤主之",《伤寒论》则说"伤寒瘀热在里,身必黄,麻黄连翘赤小豆汤主之"。两书分别论述了寒湿发黄兼表虚证,以及湿热发黄兼表实证的证治。可见,二书的互补作用是应予重视的。

总之,结合《内》《难》《伤寒论》等习《金匮》,有助了解该书的学术渊源,知其理论的来龙去脉和发展。

(七)掌握进展,不断创新

《金匮》一书据今已一千七百余年了,仅掌握仲景时代的学术水平,是很不够的。继承的目的是为了发扬,了解过去是为了现在和将来。因此,掌握近代有关《金匮》的文献资料,对了解国内外研究动态,具有十分重要的意义。从目前的文献报导来看,《金匮》方及其理论的应用,有的早已远远超越了该书所载的范畴,如麻杏苡甘汤治疗多发性疣;麻黄加术汤治疗荨麻疹;桂枝加龙骨牡蛎汤治疗小儿肺炎;大黄䗪虫丸防治术后肠粘连;大黄甘草汤治疗新生儿不乳、便秘、胎黄、鹅口疮、脐部感染、肺炎等因燥热所致病证;肾气丸治疗小儿疳积、前列腺肥大;温经汤治疗手部皮肤病;桂枝茯苓丸治疗变应性结节性皮肤血管病、前列腺肥大、甲状腺肿、酒渣性痤疮、中心性网膜炎等;对《金匮》一书的学术思想及其主要成就的研究报道亦不少。这些文献资料可帮助我们了解《金匮》的研究现状,开阔思路,从别人的成功经验、方法、科学构思和论点中得到启发,即使是失败的教训,亦可引以为戒,从而根据自己的长处和当前的需要,确定研究方向,不断创新,继续前进。

总之,"读书不知要领,劳而无功。知某书宜读而不得精校精注本,事倍功半"。仅知过去,不明进展和动态,难以创新。

第三节　疑难病诊治思想

一、疑难病诊治特色

孟如教授在长期的临床、教学工作中,潜心研究中医药对红斑狼疮、重症肌无力、类风湿关节炎、肾病综合征、皮肌炎、硬皮病、甲亢、糖尿病、肺心病等疑难疾病的治疗,取得了较好的临床疗效,并形成了自己独特的诊治特色。

(一)西医辨病,中医辨证施治

西医诊断疾病通过患者主诉及医者的检查,并运用生化、细菌培养、病理、免疫、医学影像学等手段检测所得的一系列结果综合概括而成。它重视微观指标的检测。中医的病则是依据病因、病位、主症、特征等某一方面或几方面综合概括而成,重视宏观的整体观念是中医的特色。一个西医病名,可能与几个中医疾病有关,因此唯有中医的辨证施治可能跨越疾病间的界限,为疾病的治疗提供宽阔的思路。孟如教授在诊治疑难病过程中,注意密切观察西医客观指标、体征等变化,使中医的宏观辨证与西医微观观测指标有机地结合起来,从而提高临床诊治疾病的质量和水平。以重症肌无力为例,西医临床上一般分为单纯眼肌型、延髓肌型、脊髓肌型和全身肌无力型。本病在中医归属于"睢目""痿证"范畴。一般认为,该病的主要病机为脾肾不足,中气下陷。孟如教授临床将其分为三型施治。

脾胃气虚型:以补中益气汤合四君子汤加味健脾益气为治。此型临床最为常见。

肝肾阴虚内热型:以知柏地黄丸合二至丸加味滋阴清热益肾为治。此型临床虽然较为少见,但也确有其证,药证相符,其效颇佳。

脾肾阳虚型:以桂附理中丸合金刚丸加味补肾壮阳为治。此型见于重症肌无力的重危患者,并有救治成功的病例。

(二)疑难病中的求同存异

孟如教授通过对一些疑难病患者的研究和探索,发现有的疑难病在病变的某一阶段虽有各自的特殊表现,但也存在相同的病机,因此治疗中常采用求同存异的方法。如甲亢、系统性红斑狼疮、糖尿病三者在疾病的某一阶段均会出现气阴两伤、肾阴不足的临床表现,其治疗常以益气养阴滋肾为主,三病在此阶段都可以黄芪生脉二至汤为其主方加味治疗。甲亢可以此方加夏枯草、菊花、龙骨、牡蛎、栀子等。系统性红斑狼疮以肾损伤为主者,可以此方加生地、怀山药、山萸肉、益母草、白茅根、大蓟、丹皮等;以关节痛为主者,可以此方加秦艽、豨莶草、忍冬藤等。糖尿病则以此方加玄参、生地、苍术、枸杞、知母、天花粉等。求同存异之法有助于寻找不同疾病的相同规律,并可不断总结出各病的特殊用药经验。

(三)灵活的用药思路

孟如教授诊治疑难病时,一方面根据中医的理、法、方、药传统思路选方用药,另一方面还结合现代医学对专病专药的研究成果,注意药物的有效成分、药效及药理作用。这样既符合中医的辨证施治,又拓宽了临床用药的思路。以糖尿病为例,有的患者临证既有食多、饮水多、小便多等三多见症,同时还伴腹胀、嗳气,苔白腻,脉滑。其证以阴虚内热为本,湿浊内蕴为标,故以滋阴清热,燥湿运脾为治则。方选增液二至平胃散加味治疗,取得了较好的疗效。现代药理研究证实,方中生地、麦冬、玄参、苍术均有降血糖作用。

二、疑难病诊治经验渊源

在整个中医药学发展的历史长河中,古代、近代、现代名医辈出、群星璀璨,他们有的穷一生之智、竭一身之虑,著旷世奇著;他们有的历千辛万苦,以神农为榜样,立一家之医药巨著;他们有的以博大的爱,活人无数,而又就一腔热血,成一家之说;他们有的由博返约、衷中参西,献奇妙之方药,为后人在难治大病、重病上留下心得验录。他们这些令吾辈汗颜的经验,汗牛充栋,浩繁纷杂,是我们吸取和发掘的"富矿",他们的经验也是其成为名医的最充实的力证。宏富经验的形成是否有什么"奥妙"可言,是否有规律可循,是否能在自己刻苦努力的前提下,循规蹈矩而事半功倍地尽快登堂入室,担当起救民于疾苦之中,弘扬我中医之重任,此为笔者在这里和大家共同探讨的课题。

历数许多名老中医的成才经验和治学方式梳理;深究其学术思想之精华和人生厚重的阅历;极尽深挖精思勤悟之能事,归纳、分析、类比,试图理几条共性的规律,以利和同道同研讨共交流。

（一）博览群书

博览群书、重视人文精神,注重人格魅力的锻铸,酷爱博大精深的中医药及其派生出来的文化,是名老中医们成才的第一要旨。

大凡中医学历史上留下"活人无数""屡起沉疴""效若桴鼓"美名的名老中医们,尽管他们诊病专业领域小同,性情禀赋各异,但都有着爱生命、爱人类的博大胸襟。有着求真务实、锲而不舍的执着追求,有着扎实深厚的人文素养,有着能托举自身人生价值的人格力量和精神境界。

他们博览群书,文、史、哲、天、地、生无所不涉,达到了"治学三境界"。第一境界:了解中医、洞悉其理论内涵,如登高望远,鸟瞰路径,了解概貌,"望尽天涯路";第二境界:钻研中医理论做学问,弘扬中医。成就中医大事业不是轻而易举的,须经历刻苦辛劳、呕心沥血的学习和实践,呈"为伊消得人憔悴";第三种境界:经反复学习、探录、研究、创新的历练,终获成就。功夫用到便会豁然开朗,有所发明和发现。心有所得、验有阐发,临证挥洒自如,受用无穷。真乃"众里寻他千百度,蓦然回首,那人却在灯火阑珊处"。

这三种读书的境界正是他们酷爱中医欲为大医之信念所致,这三种境界本身就是成功的人文精神所体现,也是锻铸人格魅力的具体方式。

这是他们攻克疑难杂病(证)的基础,精神的动力,攻关的勇气,是他们成为具备"高超的中医理论水平、丰富的临床经验、精湛的医疗技术"三大基本素质大医、名医的总纲。

（二）崇尚中医经典

崇尚中医经典,善于用经典指导临床迷津,视临床为从医之本,是名老中医攻坚克难的共同特点和规律。

纵观中国医学史,不读懂经典,不"勤求古训、博采众方",是不可能成医学大家的;不会用经方,就不能治大病难病。张仲景熟谙经典而成为上救君亲下救贫贱之厄的医圣。历代中医大师的辉煌成就和学术观点,无不受到《黄帝内经》《伤寒杂病论》等经典的深刻启迪。

这就是当代中医泰斗,邓铁涛老师提倡的"读经典、做临床"培养"铁杆中医"之道理所在;这就是国家要耗巨资培养"传统的高层次中医临床研修人才"之道理所在;这就是现代派博士名中医刘力红、仝小林、王阶等要提倡师古而不泥古、活用经方攻顽症(证)之道理所在。

（三）擅长总结独特的用药经验

擅长总结独特的用药经验,以经典理论为指导,源自临床和经典中经方的深悟,独步医林,独领医界风骚。

凡在临床各科有建树的名老中医,最具有总结几十年针对各病症用药的丰富经验,更有甚者以善用某药而疗病效若桴鼓。扶阳派传人吴佩衡老院长因擅用附子,精研温阳之辈,结合云南地域特点、重用附子,急顽重病辨证精准,推重阳气、崇尚经方。后人称他为"吴附子",饮誉全国。现代名医李可老先生,狱中学医,身在山西灵石县,而名誉满全国。参透玄机、道在江湖,"用药让人胆战心惊,疗效让人目瞪口呆",打破常规,有时可重用附子200g,可谓步"吴附子"之后尘者。南通之朱良春老先生善用虫蚁之药,数量及配伍妙不可言,常用之于重患,疗效出奇,也可以说是善用虫者之榜样。北京焦树德更以善用藤类药物治痹证之顽症声名远播,络石藤、海风藤、忍冬藤、石楠藤、鸡血藤等的加减化裁,经方用到了出神入化的地步。上海柯雪帆教授在1981-1983年,专攻仲景经方之"两"的重量和现代"克"的关系,终于搞明白了经方为何药味少而效佳,通过文献考据及药物实测考证,并结合现代药理及临床实际,认为仲景经方1两约为当今15.625g而不是我们学的3g,加深了经方药专力宏的理解。上海祝老乃八大名医之一,就有"祝八味"之美誉,擅用经方自创经验方,多不过八味,用药配伍精准、丝丝入扣、疗效奇特,故得此美名。自古而今,凡诊疗疑难病证有宏富经验者,必有自己总结的独特之用药经验,更有因用药配伍精、准、验而以药饮誉病患之中和杏林之中。

(四)倡用现代科技成果武装中医临床

倡用现代科技成果武装中医临床,用现代药理研究成果指导临床。病证结合,以临床疗效为准绳,验明自身知识储备,拾遗补缺。

这一条多为现代名中医所遵,以便有更多机会与西医对话,中医治疗疑难病证的疗效之所以常常受到西医的质疑,其中一个重要的原因是中医疗效在现代医学关注的"疾病"关键指标显示度不够,也就是说缓解症状可以,改善指标难。中药药理研究基于病理生理展开,针对疾病、靶点明确,为提高疗效提供了有力武器。现代中药药理研究成果用于临床,不仅可以提高临床疗效,同时也是成果验证的最佳途径。通过对现代药理研究的有效成分、组分所属的原药材进行传统药性回归,将辨病、辨证、现代药理、传统药性整合于现代中医临床诊治思维中提高辨病疗效。同时对有效成分、组分的传统药性回归研究可丰富和完善传统药性理论。

中药现代药理研究是针对现代医学"病理生理"展开的,与辨病论治却没有直接联系,因而临床应用时无从下手。拿来就用,恐组方杂乱无章,不像中医。不拿来用,治疗"疾病"疗效又不理想。因此需要一个能将现代药理研究成果与临床应用连接起来的桥梁,这个桥梁就是"病证结合"思路。全小林老师算现代派名中医,专于糖尿病,他认为旋覆花、肉桂、黄连、栀子、知母、山萸肉等都有降糖作用,临床选用时,必须在中医理论指导下应用才能取得满意疗效。临床经验上糖尿病初发阶段往往以郁热为主,宜选三黄汤、白虎汤,重用苦寒清热的黄连、栀子、知母;中后期多肝肾不足、阴阳两虚,可选金匮肾气丸,重用肉桂、山萸肉,一阴一阳,用之降糖屡效。

上海施杞乃中医骨伤名医,用现代科技结合中医骨伤理论长期开展脊柱退行性疾病、骨代谢性疾病、骨肿瘤围手术期等中医药治疗的临床和基础研究。其提出"动力失衡为先、静力失衡为主"是颈腰椎病发病力学基础,创立了"从痹立论,以气为主,以血为先,痰瘀兼祛,肝脾肾同治"的脊柱退行性疾病治疗学术思想。开展了具有中医骨伤科特点的模式动力病理学研究。他可以说是提倡用现代科技成果武装中医骨伤科临床才取得巨大成功的典型代表之一。

这些大师们动用自身知识储备,选方用药衷中参西,总结出准绳:当一药多效时择其主要药效,当一药药力不足时可选择多药组合共同针对疾病的"靶点",佐使药可择其相同功效但药性相反的药佐制原药性以防太过伤正,如黄连配吴茱萸、肉桂、干姜等。

用现代科技成果武装中医,用现代药理研究成果指导临床,加上自己现代科技、药理知识就能归为敢于创新、寻求突破,用药峻猛而出奇制胜的高手。因为他们懂得"科学地阐明中医药疗效机制要比说明中医药的疗效难得多"。

(五)勤于思考,由博返约

勤于思考,由博返约,能找准临床主攻方向。熟谙经方方证,才能对自己擅长的急危重症、疑难杂证形成独树一帜的学术特色。

尊师重道、不耻下问,他们师从有名或者无名,擅像海绵一样吸取无论来自何方的为医治疗经验和一技之长。完善自己的学识,充实自己的诊疗经验,终成大家,终于青出蓝而胜于蓝。所有名老中医讲到古今名医时总是滔滔不绝,讲他们的学术思想精粹时,对先贤们充满尊师重道之感。充满崇敬就更坚定习医研读、勤于临床的动力,"榜样的力量是无穷的"。他们对历代医家的学术经验多有发挥,多有钻研,由于临床各医家研究重点不同,形

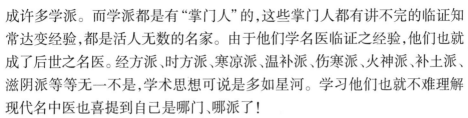

成许多学派。而学派都是有"掌门人"的，这些掌门人都有讲不完的临证知常达变经验，都是活人无数的名家。由于他们学名医临证之经验，他们也就成了后世之名医。经方派、时方派、寒凉派、温补派、伤寒派、火神派、补土派、滋阴派等等无一不是，学术思想可说是多如星河。学习他们也就不难理解现代名中医也喜提到自己是哪门、哪派了！

也有的名医只有一技之长，但诊法奇特者有之，治法奇特者有之，用药精妙者有之，外治独特者有之，而他们应算有心的医生而不是名医，现代的名医也对他们的学术经验不耻下问，"行千里路，取万条经"完备自己的学术经验。他们也擅于师从民间的医生，来成就自己。这样的例子真是不胜枚举。

充实了自己，完善了自己的学术经验，自然他们就成名医了，青出于蓝而胜于蓝来源于尊师重道，不耻下问。对前辈师傅们不敬，学习态度不好，老前辈就绝不会"真传一张纸"了！

（六）志存高远、恬淡虚无，体健神清

志存高远、恬淡虚无，体健神清，终能成名医、大家。

凡能出奇制胜诊治大病、难病的名医不论古今，大多有坚定的信念，顽强的意志、宽阔的胸怀。他们恬淡虚无，真气内存，不被浮躁所影响，不为世乱所动摇，数十年如一日，专攻难病、大病、急病，视救人于水火为医之最高境界；他们不为良相，即为良医，外世纷繁不能诱惑，不能使他们放弃诊脉救人。

他们要达到以上境界，不体健神清行吗？现在说的身体不好，杂念太多行吗？疑难病的规律何在，有精力去精研吗？

习中医者就是懂得养生，长存者众多，这是几乎所有名中医在诊病于别人时，也在诊己之病，治己之"未病"。

所以大多数名中医都是高寿，原来是，现在也是。一个经验还没来得及继承就夭折的中医师，还能"创新""发微""成家""立业"吗?！这条规律也可以归纳为：有好的健康体魄也才能成就事业，成就名医。

古今名老中医在诊治疑难病症时均能勤于思考，学道于经典，闻道于百家，然后由博返约。把"中医优势病种"和"中医治疗效果尚佳的八大类疾病"作为切入点，精思乐悟，由个人在疑难病上长期有效的诊疗体会上升到学术特色的理论和经验，终成大家，令人景仰！

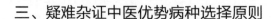

三、疑难杂证中医优势病种选择原则

（一）选择原则

原则一：现代医学目前尚无很好的治疗方法或者疗效不好，而中医有很好的临床基础和较为突出的临床防治效果，并能体现中医辨证诊治思路的病种。

原则二：使用现代医学治疗时药物毒副作用大，容易诱发药源性或医源性疾病，而中医治疗无上述弊端的病种。

原则三：目前医学上尚无良策的疑难病，但中医在某方面或在某个环节里显示出明显优势者。

原则四：同一棘手的疾病，现代医学和中医均能有很好的疗效，但是中医诊疗的医疗费用大大低于西医疗法，也是中医优势治疗病种。这个在中国"大国办大卫生"社会主义初级阶段较低水平的云南是很有战略意义的。医如是，药亦然。

（二）中医治疗效果尚佳的八类疾病

中医能够治疗的疾病非常多，涉及领域众多，不过有明显优势的主要集中在8大领域：

（1）功能性疾病：头晕目眩、心悸、失眠、健忘等。

（2）病毒感染疾病。

（3）妇科疾病。

（4）慢性病和老年病的防治和康复。

（5）原因不明和原因复杂的疾病。

（6）对西药有过敏反应的人所患的疾病。

（7）精神疾病，身心疾病。

（8）皮肤病等。

纵观古今名医，不论是名于何处均能在以上的八类疾病中找到他们的擅长，以擅长中找出其学术智慧和经验。找准切入点很重要，这就要多读书、多交流，有个由博返约的过程，这个切入点似战争中的战略，"一招不慎，满盘皆输"。这个切入点也像科研的设计，设计有误，结果肯定不对；这个切入点也是从医立志为之奋斗一生的转折点，找准找好后，才谈得上"刻苦努力""挑灯夜战"的奋斗，坚守而不浮躁，终能有"春华秋实"的一天。

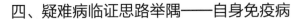

四、疑难病临证思路举隅——自身免疫病

自身免疫病(简称 AD)是自身较为复杂而难治的多发病和常见病,以系统性红斑狼疮(SLE)、重症肌无力(MG)、系统性硬皮病(PSS)、类风湿关节炎(RA)、皮肌炎为代表。这类疾病因人体免疫功能异常即病理性免疫亢进、防御性免疫低下所引起,可致多器官组织的严重损害,甚至危及生命;其病理变化复杂,病程迁延反复,中西医治疗均较为棘手。

(一)西医辨病,中医辨证

AD 的诊断既同于其他疾病,即一般以发病因素、临床表现、体征和实验室检查作为疾病的诊断依据。然而这类疾病又有别于其他疾病,其最具特异性的诊断依据是来自实验室的一系列临床免疫学检验资料。一旦综合了以上资料后,则疾病的诊断基本可以确立,之后运用中医理论辨证立法而施治,这对于评定和分析中医药疗效或作深入探索具有科研价值,也是中医药现代化的体现。

以 SLE 诊断的确立为例,首先其诱发因素有日光(紫外线)、药物等;其次症状及体征有面颊蝶形或盘状红斑或全身皮肤多形性红斑皮损,关节痛,或心悸、胸闷气短,体检发现胸膜摩擦音或心包摩擦音;再者实验室检查有免疫学异常、血液学异常、小便异常或肝肾功能及其他生化指标异常等。而免疫学异常具有特异性,诊断价值较高,包括有免疫球蛋白增高、补体降低、C 反应蛋白阳性、血清 ANA(+)、抗 -ds-DNA(+)、抗 Sm 核抗原抗体(+)、血中检出 LEC 以及梅毒血清学反应假阳性。这些是区别于其他非 AD 的特异性指标,而其中 ANA(+)之均质型和周边型、抗 -ds-DNA(+)、抗 Sm 核抗原抗体(+)对 SLE 的诊断更具特异性,具有高度诊断价值。

(二)从自身免疫病的演进过程中找共性

AD 具有区别于其他疾病的共同特征,即发病原因多不明确。其发生与多种因素相关,如遗传因素、性别差异、年龄大小、气候环境及地理位置等,在 AD 的患者血中可测到自身抗体或针对自身抗原的致敏淋巴细胞,并且 AD 可能呈现交叉又重叠现象。另外,大多数 AD 呈现出发作—缓解迁延的临床特征。

从中医角度来看,AD 的发生发展与先天不足及后天环境因素,六淫七情等密切相关。因肾为先天,生命之根本,五脏阴阳调节的中心。病理上五脏的损伤最终将损及肾,而"肾为精血之海、五脏之本",先天肾脏亏虚又可使五脏阴阳失常,气机升降出入失调,致痰湿、瘀血等病理产物产生而停聚。故临证中多见虚实夹杂、寒热交织、痰瘀互结之证,治疗常常标本同治、攻补兼施,而又以补肾固本为基本原则。在这类疾病过程中往往存在着肝肾不足、气阴两虚的共同表现,故以此作为某一阶段的主要矛盾,以滋补肝肾、益气养阴为主要治则可收到满意疗效。常以六味地黄汤、生脉饮为代表方剂,且现代药理研究表明,这两个代表方剂均具有较强的免疫活性,能调节机体免疫系统功能。

(三)分辨各个自身免疫病的个性特点

尽管 AD 发展到一定阶段均可能出现多脏器的受累及脏腑气血阴阳失调这一共同特性;但由于各个疾病所损及的脏腑组织不同,故在病变演进过程中又各具特性。仅以 SLE、MG、PSS、RA、皮肌炎为例分述如下。

1. 系统性红斑狼疮

系统性红斑狼疮归属中医"痹证""发斑""虚劳""水肿""红蝴蝶疮"等范畴,多伴肾脏损害,病变过程中常有肝肾亏虚和气阴不足的临床表现,治疗以滋补肝肾、益气养阴为主,方予二至丸合生脉饮加味,或六味地黄汤合生脉饮加味;其次该病的皮肤红斑损害亦较常见,可因血热炽盛所致,也可因阴虚内热而发,治疗或予清热凉血、解毒化斑之犀角地黄汤加味,或予滋阴清热之六味地黄二至汤合栀豉汤加减。另外,免疫抑制剂如环磷酰胺、硫唑嘌呤等的应用可造成肝脏损害,属邪热(毒)伤肝证,治疗予疏肝清热、理气行滞的四逆散合金铃子散加减。此外,本病变发展至后期往往阴损及阳,致脾肾阴阳兼虚,治以调补脾肾,通阳利水,方予龟鹿二仙汤合五苓散加减。

2. 重症肌无力

重症肌无力归属中医之"痿证"范畴。就临床实际来看,本病多以脾肾阳虚为主要表现。中气不足,脾虚湿困者多见于眼肌型,治予补中益气汤为主加味;脾肾气阴两虚及脾肾阳虚两证多见于全身肌无力型,其中脾肾气阴两虚证予六味地黄汤合四君子汤加味治之,而脾肾阳虚证予四君子汤合右归丸加减治之。

3. 系统性硬皮病

系统性硬皮病归属中医"皮痹"之范畴。常以肾阳虚衰为主要表现,治予温阳、活血、通络之当归四逆汤合桃红四物汤加味。而临证中又常有阳气闭郁(寒包火)的见证,故予九味羌活汤合桃红四物汤加减治之;或因营卫不和、气阴两虚者,予小柴胡汤合生脉饮加减治之;或因气血不足者,予归脾汤或六君子汤合当归补血汤加减治之。

4. 类风湿关节炎

类风湿关节炎归属中医之"痹证""历节病"范畴。临床以肝肾不足,兼湿热夹瘀痹阻之本虚标实证常见,治则上给予标本同治,方予骨质增生丸合四妙散加减,或在这一方药基础上加活络效灵丹调治之;在病变活动期标实较盛者,以"急则治其标"为原则,方予四妙散或合桂枝芍药知母汤加减。同时,在以上治疗中适当加一些舒筋活络止痛之品,以及选加部分搜风通络、散结止痛之虫类药可获良效。

5. 皮肌炎

皮肌炎归属中医之"痹证"或"肌痹""皮痹""痿证"等范畴。其病情复杂多变,肝肾不足为其病之本源。在病变的某一阶段上,或兼风湿热盛,或兼热毒炽盛;或因脾虚痰内阻;或肝肾气阴两虚、或阴阳两虚为主,治疗上各有侧重,如风湿热盛者予四妙散或桂枝芍药知母汤合九味羌活汤加减,热毒炽盛者予犀角地黄汤合四妙散加减治之;脾虚痰湿内阻者予异功散合平胃散加味治之;肝肾气阴两虚者予二至丸合生脉饮加味治之;阴阳两虚者予六味地黄二至汤合金刚丸加减治之。

（四）治疗评析

1. 谨守病机,扶正祛邪贯穿治病始终

自身免疫性疾病是指以自身免疫反应导致组织器官损伤和相应功能障碍为主要发病机制的一类疾病,其发生机制尚不完全清楚,一般认为是在体内出现了异常免疫反应的基础上发生的。在各种致病因素作用下,破坏了机体自身耐受状态而发生持久和过度的自身免疫应答,就会导致自身免疫病理过程而致病。中医学没有"免疫"及"自身免疫性疾病"等概念,但有"正气存内,邪不可干""邪之所凑,其气必虚""邪气盛则实""精气夺则虚"之观点。从中医整体观念出发,笔者认为先天禀赋不足,后天失养或素体正气虚弱,邪即乘虚而入或邪入之后,由于自身不能抗邪外出,正虚邪恋,导致五脏、六腑、气、血、津液等虚损性变化,造成阴阳失衡、整体功能失调,是自身免疫性疾病发生且迁延难愈之由;本虚标实或虚实互现,是自身免疫性疾病病机的关键。为此,拟定"扶正祛邪"为治疗自身免疫性疾病之大法,且贯穿于治病始终。治疗的重点在于审证求因,审察疾病发展过程中邪正消长、轻重缓急、寒热虚实,把握好"急则治其标""缓则治其本""实则泻之""虚则补之""损者益之"的原则,调整好脏腑、气血、津液、阴阳的平衡来达到扶植正气,祛除邪气的目的。通过"扶正—祛邪"的免疫调节作用,正胜邪,截断其恶性因果转换链,促使免疫的调节归于正常,使机体以最佳的反应方式排除异己抗原,减少自身组织受到损伤,尽快使机体恢复正常的生理状态,以期从根本上消除自身免疫性疾病发生的各种致病因素而保持机体的相对稳定。

2. 病证结合,筛经方,重药理,中西汇通

治疗自身免疫性疾病,宜西医辨病与中医辨证相结合,即治疗中严格把握好西医的客观生化指标、病理变化,使中医宏观辨证与西医微观观测指标有机地结合起来;同时,在中医理、法、方、药传统思路上重视现代医学对专病专方专药的研究成果,筛选出经研究证明对机体的免疫功能具有某种药理作用、药效及有效成分等的经方、中药组成方对、药对进行辨证施治。现代药理研究结果已证实,笔者常用于治疗自身免疫性疾病的经方如补中益气汤合四君子汤、黄芪生脉二至汤、六味地黄二至汤、黄芪八珍汤、金刚丸合附桂理中汤、酸枣仁汤合生脉饮、防己黄芪汤合猪苓汤等均具有免疫调节作用。常用于治疗自身免疫性疾病的中药,如具有增强单核巨噬细胞系统功能的扶正药有黄芪、党参、白术、灵芝、淫羊藿、补骨脂、枸杞、杜仲等;祛邪药有白花蛇舌草、紫草、青蒿、山栀、丹皮、黄连、知母、鱼腥草、金银花、柴胡等;活血化瘀药有丹参、当归、蒲黄等。具有增强细胞免疫、促进淋巴细胞转化的扶正药有黄芪、黄精、灵芝、淫羊藿、菟丝子、锁阳、五味子、何首乌、女贞子、旱莲草、薏苡仁、阿胶、杜仲、龟板等;祛邪药有桑叶、蒲公英、柴胡等;活血化瘀药有当归、鸡血藤、红花、王不留行等;具有影响体液免疫功能的扶正药有黄芪、党参、枸杞、女贞子、鳖甲、肉桂、砂仁等;祛邪药有金银花、黄柏、柴胡、青蒿、龙胆草等;活血化瘀药有丹参等。通过临床体会,一般地,扶正药多具有免疫增强作用,祛邪药多具有免疫抑制作用,而有的扶正药如黄芪、党参等既能提高免疫功能,又能抑制癌细胞的生长(祛邪);有的祛邪药如白花蛇舌草、黄连等又能提高免疫功能(扶正);活血化瘀药如丹参、益母草等通过改善血液循环来达到抑制胶原结缔组织增生的目的。

3. 扬长避短广思路,中西合参疗痼疾

自身免疫性疾病损伤组织器官极多,临床症状异常复杂,缠绵难愈,尤其对一些急危重症、混合型自身免疫性疾病等痼疾更是如此,仅用单一的中医药治疗,很难奏效。此时应兼取中西医之长,采用中西药物结合治疗之,方可提高临床疗效。肾上腺皮质激素如泼尼松、地塞米松等通过其抗炎、抑

制抗体生成、抑制 T 细胞破坏靶细胞、抑制单核—巨噬细胞的吞噬作用、抑制血管活性物质的释放和稳定溶解酶体以及抑制各种变态反应等多途径来防止组织器官受损伤等的免疫抑制作用,对治疗自身免疫性疾病具有显著疗效。但长期或大量使用后有导致类肾上腺皮质激素功能亢进症、肾上腺皮质功能萎缩或功能不全、诱发和加重溃疡、偶尔诱发精神病甚至肿瘤等不良反应。因此,临证中要极其重视中、小剂量的激素使用法。在中西药共用中,西药以口服泼尼松片为主,辅以氯化钾、钙片、硫糖铝等。中药日 1 剂,分 3 次温服。为了杜绝病情反跳及减少激素所致的不良反应,在病情平稳、中药取效后,应有规律地逐渐递减泼尼松片及其辅助西药至停服或维持量,再长期使用中药治疗至病情完全缓解或痊愈。

(五)临床体会

关于扶正祛邪与免疫调节问题:自身免疫病的临床表现多种多样,损害的脏器各不相同,但其证不外"邪气盛则实""精气夺则虚",或虚实互现,本虚标实。因此,治疗自身免疫病的重点在于审察疾病过程中邪与正的消长进退,把握治疗过程中扶正祛邪的轻重缓急,实则泻之,虚则补之,截断其恶性病理循环,促进和恢复脏腑阴阳气血和免疫反应的平衡调节,以期从根本上消除本病发生的内在基础。临床和实验表明,扶正祛邪有广泛的治疗作用,在免疫反应方面,扶正药多具有免疫增强作用,祛邪药有免疫抑制作用。有的扶正药如人参、黄芪既能提高免疫功能,又能抑制癌细胞的生长(祛邪);有的祛邪药如白花蛇舌草、莪术、桑枝、黄连、猪苓等,可提高免疫功能(扶正),这些药物既扶正又祛邪,可能就有免疫调节作用。笔者在自身免疫性疾病治疗中,常以具有"适应原"样作用的生脉饮作基础,期望也能起免疫调节作用,临床上确有其效。笔者体会,通过辨证使用相对应的扶正祛邪之法,如系统性红斑狼疮常用的"滋肾养阴、益气活血、蠲痹通脉"及全身性重症肌无力常用的"温补脾肾、阴阳双补,佐以豁痰祛风、化瘀通络"等法,不仅可以促进神经—体液平衡调节的恢复,而且能使某些超敏反应受到抑制,某些反应低下得到增强,"非己"的邪气得到祛除,损伤的组织器官得到修复,促进免疫反应的调节归于正常,使自身免疫患者获得缓解或康复。因此,通过扶正祛邪以调整免疫反应,是值得注意的治疗方法。

关于肾上腺皮质激素配合使用的问题:肾上腺皮质激素通过它的免疫抑制作用,对自身免疫疾病有一定疗效。但是,它的免疫抑制作用并无特异性,它在抑制异常反应的同时,也抑制了正常的免疫反应,特别是 T 淋巴细胞系统对皮质激素抑制作用更为敏感。而且长期使用后,不良反应较多,如易导致严重的继发性感染,甚至诱发肿瘤,不少患者停药后容易复发。如果用中医辨证论治与肾上腺皮质激素合用,可互相取长补短,并能减少皮质激素的毒性及副反应。对于迁延期或缓解期的患者,可单独使用中药;急性或亚急性的患者则使用皮质激素与扶正祛邪中药取效后逐步递减激素用量,坚持服中药,这种方法可使一些危重病例获得缓解。

关于自身免疫病的舌象和脉象与判断预后的关系:以阴虚为主的,如SLE,舌质红淡、淡白、淡紫暗为顺,舌质红,脉沉细缓为顺,浮滑大为逆;以阳虚为主的,如重症肌无力,舌质红润苔白薄,脉象缓滑为顺,舌质淡胖嫩多齿印苔厚腻,脉大无力为逆。

在部分 AD 方面的临证诊疗思路及特点,强调西医辨病与中医辨证结合;充分认识这类疾病的共性与"异病(同证)同治"或"同病(异证)异治"理论而立法施治;另外,选用之方药不可单一化,应根据"标本同治""攻补兼施"的治则给予具有相须、相使、补泻作用的方剂配伍(即方对)进行加减应用。如此,方能适应于这类疾病的复杂性及多变性,以达到满意的临床治疗效果。

第二章 方、药、法经验

第一节 中药运用规律

孟如教授精研古方,擅长诊治自身免疫性疾病。中医对自身免疫性疾病尚无确切论述,但认为虚瘀、瘀热是自身免疫性疾病的两个重要发病机制,养阴滋肾、清热化瘀是其治疗大法。通过分析孟如教授临证的处方1 070张,排除少于3味中药用于泡水饮用处方8张,配方颗粒剂处方27张,外用熏洗处方5张,泡酒内服处方9张,最终内服方1 021张。

一、中药应用情况(见表1)

表1 中药应用频次分析

排名	中药	频次	百分率/%	排名	中药	频次	百分率/%
1	甘草	683	66.90	11	白术	269	26.35
2	生地	512	50.15	12	五味子	262	25.66
3	茯苓	459	44.96	13	山茱萸	233	22.82
4	麦冬	378	37.03	14	墨旱莲	225	22.04
5	川芎	347	33.99	15	女贞子	225	22.04
6	当归	335	32.81	16	知母	217	21.25
7	牡丹皮	294	28.80	17	柴胡	209	20.47
8	泽泻	280	27.42	18	黄芪	199	19.45
9	白芍	280	27.42	19	玄参	186	18.22
10	山药	272	26.64	20	黄柏	150	14.69

二、常用配伍药对应用情况(见表2)

表2 常用配伍药对应用情况

排名	常用配伍药对	频次	百分率/%	排名	常用配伍药对	频次	百分率/%
1	牡丹皮配生地	257	25.17	4	女贞子配墨旱莲	219	21.45
2	麦冬配五味子	240	23.51	5	白芍配甘草	218	21.35
3	生地配麦冬	231	22.62	6	白术配茯苓	214	20.96

续表

排名	常用配伍药对	频次	百分率/%	排名	常用配伍药对	频次	百分率/%
7	川芎配当归	208	20.37	9	川芎配白芍	138	13.52
8	牡丹皮配泽泻	191	18.71	10	龙骨配牡蛎	112	10.97

注:常用配伍药对出现百分率=(常用配伍药对出现频次÷总方次)×100%

三、内服中药应用规律分析

孟如教授治疗自身免疫性疾病内服中药使用频次前20位的中药(见表1),主要分为三大类药物:补虚药(甘草、茯苓、山药、白术、黄芪、当归、白芍、麦冬、五味子、山茱萸、墨旱莲、女贞子),清热药(知母、生地、牡丹皮、玄参、黄柏、泽泻、柴胡)及活血药(当归、川芎)。补虚药中气、血、阴、阳各有侧重,其中甘草、茯苓、山药、白术、黄芪,侧重于健脾益气,分别排在第1、3、10、11和18位,孟如教授在治疗自身免疫性疾病时非常重视中焦脾胃,处方用药注重使用健脾益气药。当归、白芍侧重于补血活血,分别排在第6和第9位,养血活血是孟如教授治疗自身免疫性疾病的基本治法。麦冬、五味子、山茱萸、墨旱莲、女贞子侧重于滋阴、补益肝肾,分别排在第4、12、13、14和15位,补益肝肾是孟如教授治疗自身免疫性疾病的治本之法。补虚药以补益肝肾、健脾益气为主,知母、生地、牡丹皮、玄参、黄柏、泽泻及柴胡均有清热之效,分别排在第16、2、7、19、20、8和17位。川芎使用频次排名第5,共使用347次,使用率为33.99%。以上中药功效可归纳为补益肝肾、养阴生津、益气健脾、清热凉血。

四、常用配伍药对应用规律分析

牡丹皮配生地是孟如教授治疗自身免疫性疾病药对中使用频次最多的药对,使用率是25.17%。牡丹皮辛苦微寒,清热中有散血之功;生地甘寒多汁,凉中又具养阴之力,二药相须合用,发挥协同作用以加强药力,提高疗效,使凉血而兼散瘀,清热又可宁络,并有一定的养阴之力。

麦冬配五味子,此药对共使用240次,排名第2,使用率是23.51%。麦冬滋燥泽枯、养阴生津、清心除烦,五味子味酸,生津敛汗,能收敛耗散之气,两药合用,酸甘化阴,守阴以致留阳,阳留则汗自止,阴充汗敛,则诸症可解,用治自身免疫性疾病日久阴虚多汗、心悸、肺虚久咳等症。甘寒之麦冬,滋养肺胃阴津以润肠燥,与养阴生津之生地伍用,增强养阴生津之效。

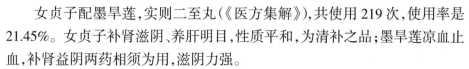

女贞子配墨旱莲,实则二至丸(《医方集解》),共使用 219 次,使用率是 21.45%。女贞子补肾滋阴、养肝明目,性质平和,为清补之品;墨旱莲凉血止血,补肾益阴两药相须为用,滋阴力强。

白芍配甘草,使用频次 218 次,使用率 21.35%。白芍味酸,得木之气最纯;甘草味甘,得土之气最厚。二药伍用,有酸甘化阴之妙用,共奏敛阴养血、缓急止痛之效用。白术及茯苓均为健脾除湿药,二者相须配对,是治疗脾虚湿停的最常用药对。

川芎配当归共使用 208 次,使用率是 20.37%。当归偏于养血和血,川芎偏于行血散血。二药润燥相宜,当归之润可反制川芎辛燥,川芎辛燥又防当归滋腻,祛瘀而不耗伤气血,养血而不致血壅气滞。牡丹皮配泽泻,二药合用,一走气分,一入血分,具有气血两清之功。川芎配白芍,川芎为血中气药,能化瘀滞、开血郁,上行头目、下达血海;白芍微苦能补阴,略酸能收敛。两药相配,一动一静,一散一收,辛酸相合,既可补肝气、养肝阴,又可开肝郁。

龙骨配牡蛎共使用 112 次,使用率是 10.97%。龙骨养阴之中能潜上越之浮阳,牡蛎益阴之中能摄下陷之沉阳。二药合用,养阴潜阳、镇静安神、软坚散结之效增强。

五、常用中药规律小结

结合药物功效和用药频次可以看出,前二十位的中药分析结果表明孟如教授治疗自身免疫性疾病常用中药功效以补益肝肾、养阴生津、益气健脾、清热凉血为主;药对功效以补益肝肾、养阴生津、养血活血为主。通过以上对孟如教授 2009 年所开中药内服处方的统计、分析及探讨,希望能为临床上疾病的辨证论治和遣方用药提供一些理论依据和借鉴,同时也希望是对孟如教授诊治自身免疫性疾病临床思路的传承和发扬。

第二节 黄芪配伍经验

黄芪原名黄耆,始载于《神农本草经》,古代写作黄耆。李时珍在《本草纲目》中释其名曰:"耆,长也。黄耆色黄,为补药之长,故名。"黄芪甘,微温。

归脾、肺经。具有健脾补中,升阳举陷,益卫固表,利尿,托毒生肌。主治脾气虚、肺气虚、气虚自汗、气血亏虚、溃疡难愈或溃久难敛等证。《本草从新》称:"黄耆生用固表无汗能发,有汗能止,炙用补中益元气。"《神农本草经》:"主治痈疽,久败疮,排脓止痛……补虚。"《本草汇言》:"补肺健脾,实卫敛汗,驱风运毒之药也。"《医学衷中参西录》:"能补气,兼能升气。善治胸中大气(即宗气)下陷。"

黄芪主要含苷类、多糖、黄酮、氨基酸、微量元素等,能促进机体代谢、抗疲劳、促进血清和肝脏蛋白质的更新;有明显的利尿作用,能消除实验性肾炎尿蛋白;能增强和调节机体免疫功能等作用。《本草求真》称黄芪为"补气诸药之最",所以黄芪被广泛地应用于临床调补气血。孟如教授诊治疾病时非常重视中焦脾胃,处方用药注重使用益气健脾药,尤其善于使用黄芪。黄芪与益气健脾之甘草、白术、茯苓、山药等伍用(表3),健脾益气之效倍增。"有形之血不能自生,生于无形之气故也",故黄芪与当归伍用,黄芪补脾肺之气的作用,能促进体液免疫,增强单核巨噬细胞的吞噬活性,刺激 T 淋巴细胞和 B 淋巴细胞吞噬活性,并能促进自然杀伤细胞(NK)的功能,使 cAMP 的含量增加,延长组织细胞在体内外的存活。对孟如教授 1 020 首中药处方进行统计分析,归纳如下。

表 3 与黄芪配伍频次最高的前十味中药

药物类别	药物名称	排序	频次	频率
益气健脾	甘草	1	135	67.84
	白术	5	91	45.73
	茯苓	6	85	42.71
	山药	10	57	28.64
益气养血	当归	3	101	50.75
	川芎	8	63	31.66
益气养阴	麦冬	2	101	50.57
	五味子	4	98	49.25
	生地黄	7	85	42.21
	墨旱莲	9	60	30.15

注:频率 =(药物频次 ÷ 总方次)× 100%

黄芪处方数:在 1 020 首中药处方中,含有黄芪的处方为 199 首,占总量的 19.51%,说明孟如教授近 1/5 的处方用到黄芪,体现了孟如教授注重调补脾气的治疗思想。

在 199 首含有黄芪的处方中,黄芪最小用量为 15g,最大用量为 120g,平均用量约为 30g。(表 4)

表 4 黄芪剂量使用情况

药物类别	使用剂量 g	使用频次	频率
益气养阴	15	51	25.63
	18	4	2.01
	20	9	4.52
	25	25	12.56
益气养血	30	83	41.71
	50	12	6.03
益气健脾	60	6	3.02
	90	3	1.51
	100	2	1.01
	120	4	2.01

注:频率 =(使用频次 ÷ 总方次)×100%

常见剂量为 15g、18g、20g、25g、30g、50g、60g、90g、120g。15~30g 剂量多见阴虚有热者,或内有痰湿阻滞者,多配伍养阴、清热之品,如当归六黄汤,或理气化痰之品,如合枳术丸、二陈汤等;30~50g 剂量主要见于气血亏虚者,如四物汤、当归补血汤等;60~120g 剂量主要见于脾气亏虚明显者,如归脾汤、补中益气汤。120g 大剂量,主要目的是大补中气,见于黄芪建中汤,还加入西洋参。如黄芪 120g,当归 15g,西洋参 25g,桂枝 15g,大枣 30g,饴糖 100g,白芍 30g,炙甘草 10g 以益气血生化之源,并能固表,两药配用,阳生阴长,益气生血,以补气为主,补血为次,气血双补。黄芪与益气养阴之麦冬、五味子、生地黄、旱莲草等伍用,主治气阴两伤证,如黄芪生脉饮,处方:黄芪、党参、麦冬、五味子,具益气滋阴,养心补肺之功,常用于气阴两虚证。

影响中药功效的诸多因素中,剂量的多寡尤为重要,也是历代医家学术思想传承的关键所在,因此,自古就有"中医不传之秘在量上,中医治病的巧处在量上"的说法。孟如教授用黄芪大剂量应用取其益气健脾的功效,常与甘草、白术、茯苓等配伍;小剂量配伍取其益气养阴的功效,常与麦冬、五味子、生地黄、旱莲草等为伍。药理研究证明:小剂量(9g以下)黄芪具有抗菌、抗病毒的作用;大剂量(30g以上)黄芪具有明显增强免疫活性元素等,能促进机体代谢、抗疲劳、促进血清和肝脏蛋白质的更新;有明显的利尿作用,能消除实验性肾炎尿蛋白;能增强和调节机体免疫功能等作用。

孟如教授善于用黄芪配伍调治脾气虚诸证,黄芪占其所用处方的1/5,且用量均偏大。孟如教授认为,内科疑难危重病证往往病情错综复杂,变化多端,且病程缠绵,迁延难愈,其病理转化机制常常是因虚致实,或因实致虚,形成虚虚实实的恶性因果转化链,从而导致全身脏腑阴阳气血的失调,临床上多表现为本虚标实。而脾、肾作为先后天之本,其生理、病理变化对全身脏腑功能均有很大影响。临证当把握病机,整体为治。

第三节 方剂运用规律

分析处方1 021张,根据有效处方概括出每张处方所用方剂,统计出最常用方剂10首,常用复方5对。(表5、表6)

表5 方剂应用频次分析

排名	方剂	频次	百分率(%)	排名	方剂	频次	百分率(%)
1	二至丸	225	22.03	6	青蒿鳖甲汤	55	5.39
2	六味地黄丸	192	18.81	7	逍遥散	48	4.70
3	增液汤	145	14.20	8	犀角地黄汤	40	3.92
4	生脉散	118	11.56	9	四妙丸	33	3.23
5	酸枣仁汤	88	8.62	10	桃红四物汤	27	2.64

注:方剂出现百分率=(方剂出现频次/总方次)×100%

表6 复方频次分析

排名	复方	频次	百分百(%)
1	二至丸合生脉散	68	6.67
2	二至丸合六味地黄丸	67	6.56

续表

排名	复方	频次	百分百(%)
3	二至丸合增液汤	40	3.92
4	增液汤合六味地黄丸	38	3.72
5	二至丸合酸枣仁汤	36	3.53

注:复方出现百分率=(复方出现频次/总方次)×100%

使用频次排在前10位的方剂主要分为四大类:养阴生津类(二至丸、六味地黄丸、增液汤、生脉散),透热凉血类(青蒿鳖甲汤、犀角地黄汤),疏肝安神类(逍遥散、酸枣仁汤),其他(四妙丸、桃红四物汤)。从表5可以看出孟如教授治疗自身免疫性疾病善用养阴生津类方,二至丸高居第1位,是孟如教授治疗自身免疫性疾病的基础方。使用频次排名第2位的是六味地黄丸,孟如教授应用六味地黄丸治疗系统性红斑狼疮,患者多有热象,故常以生地代替熟地,加强清热凉血之功。再如青蒿鳖甲汤具有养阴透热之功,孟如教授临床上常用此方治疗长期低热患者,如系统性红斑狼疮、成人斯蒂尔病等,取得了良好的疗效。对于系统性红斑狼疮,热毒炽盛,出现持续高热、面部及手足红斑、皮疹、口腔溃疡等表现,以清热解毒、凉血散瘀为法,选用犀角地黄汤方。酸枣仁汤具有养血安神、清热除烦之功,逍遥散具有疏肝解郁、养血健脾之效。孟如教授常辨证择上方用于患病后出现焦虑抑郁情绪的患者。自身免疫性疾病病程长,病情容易反复,加之西药的不良反应等,患者容易出现心烦、焦虑、失眠等不良情绪,此时应辨证选用酸枣仁汤或逍遥散以改善患者不良情绪。四妙丸具有清热利湿之功,孟如教授常将此方用于类风湿关节炎、痛风急性发作证属湿热痹阻者。自身免疫性疾病病程长,久病必瘀,故活血化瘀是本病的一个重要治法,孟如教授常用桃红四物汤化裁。

孟如教授临证辨病与辨证相结合,善于用经方、名方配伍,用药精简,用药多不超过13味,每一个患者,配以2张处方,或标本分治,或虚实兼顾,层次鲜明。孟如教授所用方剂,体现了小方治大病的特点。如二至丸合生脉散合用出现频次排在第1位,可见此复方组合的重要性。此复方是孟如教授治疗自身免疫性疾病,尤其是系统性红斑狼疮表现为肝肾阴虚、气阴两伤的常用复方。系统性红斑狼疮大部分在患病初期多有发热表现,病程往往都较长,热病日久,耗气伤阴,并损伤肝肾之阴,出现心悸、多汗、气短乏力、烘热、腰酸等表现,用生脉散合二至丸益气养阴、滋补肝肾,往往收效满意。二至丸与六味地黄丸合用出现频次排在2位,二方合用滋补肝肾之功增强。此复方是孟如教授治疗自身免疫性疾病,尤其是系统性红斑狼疮、狼疮性肾病肝肾阴虚之证的基础方。二至丸与酸枣仁汤合用具有养血安神、清热除烦、滋补肝肾之效,用于自身免疫性疾病出现焦虑、烦躁者。

结合方剂功效和用药频次可以看出,孟如教授治疗自身免疫性疾病常用方剂有四大类:养阴生津类(二至丸、六味地黄丸、增液汤、生脉散),透热凉血类(青蒿鳖甲汤、犀角地黄汤),疏肝安神类(酸枣仁汤、逍遥散),其他(四妙丸、桃红四物汤),其中最基本的是养阴生津类方剂,其次是透热凉血类、疏肝安神类,最后是根据兼证使用适当方剂。由以上方剂可以推论出孟如教授治疗自身免疫性疾病大致有如下证型:肝肾阴虚证、气阴两伤证、热毒炽盛证、肝郁扰心证、湿热瘀阻证等。从方剂复方应用情况表可以看出,二至丸是孟如教授治疗自身免疫性疾病的基础方,再根据症状联合使用其他方剂加强疗效。由此可以推论自身免疫性疾病以肝肾阴虚证为主。

第四节　中医双处方解析与运用

一、中医双处方解析

(一)辨证论治与专方专药之关系论

辨证论治,是传统中医的基本特色,是中医传统诊治疾病的具体体现;专方专药,是现代中医的基本体现,是中医现代化的必经途径。

1. 病、证、症的基本概念及其关系

《中医证候鉴别诊断学》:"病,通常是从总的方面反映人体机能或形质异常变化或病理状态的诊断概念。"一般地,西医的"病",是通过患者主诉及医者对患者的检查,并运用生化、细菌培养、病理、免疫、医学影像学等手段检测所得到的一系列阳性结果综合概括而成,它重视微观指标的检测;中医的"病"则是依据病因、病位、主症、特征等某一方面或几方面综合概括而成,它重视宏观的整体观念是中医的特色。一个西医病名,可能与几个中医疾病有关;反之亦然,一个中医病名,可能亦与几个西医疾病相关。比如西医的"系统性红斑狼疮"，在疾病的发展过程中的某一阶段可能属于中医的"蝴蝶斑"或"水肿"等；"重症肌无力"可能属于中医"痿证"或"睑目"等。同样，中医"胃痛"可能属于西医的"急、慢性胃炎""消化性溃疡"或"胰腺炎"等；"消渴"属于西医的"糖尿病"或"尿崩症"等。《中医证候鉴别诊断学》："证候是疾病本质的反映，在疾病发生发展过程中，它以一组相关的脉症表现出来，能够不同程度地揭示病位、病性、病因、病机，为治疗提供依据，并指明方向。"症，是症状的简称，是患者的临床表现，它包括自觉的和他觉的。病、证、症的关系，简而言之，即病是导致证候和产生症状的根源，症是指具体的个别症状和体征，是疾病的局部现象，是辨证的依据；证，是疾病本质的反映，是治疗的依据。

2. 辨证论治可以跨越疾病间的界限

在诊治疾病过程中，因中、西医疾病是不同体系的两种医学，虽然中、西医疾病均已明确诊断，但是不能统一，此时，唯有辨证论治可以跨越疾病间的界限，从而为疾病的治疗提供广阔的思路，即所谓"同病异治""异病同治"矣。例如重症肌无力，临证时分为4型，即脾胃气虚、气阴两虚、气血亏虚和脾肾阳虚进行治疗，此为"同病异治"；有的疑难病在病变的某一阶段虽有各自的特殊表现，但也存在相同的病机，因此治疗中常采用求同存异的方法，如甲亢、系统性红斑狼疮、糖尿病三者在疾病的某一阶段均会出现气阴两虚，肾精不足的临床表现，其治疗常以益气养阴滋肾为主，均可用黄芪生脉二至汤为主方，再根据各病的特殊性加味治疗以此为"异病同治"。

3. 辨证论治具有宏观性和局限性

辨证论治是中医的精华，是中医的优势，其"虚则补之，实则泻之""寒者热之""热者寒之"，是中医最朴素、最宏观的治疗规律。医生只有遵循辨证论治的治疗原则来遣方用药，疗效就能提高。若药证不符，疗效不但不能提高，而且会使原有病情加重。如治疗自身免疫性疾病递减激素过程中，用中医药来加强肾上腺皮质功能。阴虚者，应用生地、山萸肉等；阳虚者，应用制黑附片、肉桂等；阴阳俱虚者，应用生地、淫羊藿等，不但能不同程度地降低激素导致的毒副反应，而且能顺利递减激素至停用。再如，系统性红斑狼疮之发热，其不是外感发热，而是阴虚内热，采用养阴清热的治法，不但能改善内热的症状，而且能治疗疾病的本身。因此，辨证论治正确与否是决定用药的关键，这就是辨证论治的宏观性。

目前，在中、西医两种医学并存的情况下，有一些无症、无证可辨的疾病,如 IgA 肾病,患者无浮肿、腰酸等症状,而实验室检查出现蛋白尿、血尿;无症状的乙型肝炎等,若在古代没有理化检查的情况下,症状消除或无症状,即可作出"痊愈"的结论,但今天就得依据理化检查结果作进一步治疗,直至理化检查结果转阴。像这种无症、无证可辨的疾病,再强调辨证论治的重要性,就显得不现实了。因此,辨证论治也有它的局限性。

(二)专方专药的临床运用思路

1. 专方专药可认为是对病、症治疗

从古至今都强调辨证论治,势必误导了中医只讲整体治疗而忽视局部治疗。其实,专方专药在治疗过程中是极其广泛的,如大黄牡丹汤治疗肠痈,乌梅丸治疗蛔厥等;对一些对症施治的如夜交藤治失眠,泽泻利尿,贝母止咳等,就是最基本的专方专药在临床中的具体运用。

2. 专方专药的现代药理研究

在西医学已成为世界主流医学的客观情况下,要使中医学发展并融入到世界医学中去,成为世界医学的一个重要组成部分,就必须走向现代化、科学化的道路。因此,近年以来,多数学者加大了对中药方剂、单味中药以及中药药对等进行现代药理研究,对推动中医现代化作出了巨大的贡献,受到世人瞩目。如在免疫药理作用方面,生脉散对各种免疫抑制剂所致的机体免疫功能低下有明显的激活作用。六味地黄汤能促进抗体的产生,并可拮抗环磷酰胺及地塞米松对淋巴细胞转化的抑制作用,并可增强巨噬细胞的吞噬功能。四君子汤能提高巨噬细胞的吞噬功能,有刺激和提高抗体形成细胞的作用等等。单味中药如黄芪有增加白细胞总数的作用,对正常机体的抗体生成有明显的促进作用,并能对抗环磷酰胺及泼尼松所致的胸腺及脾脏萎缩和抗体产生能力下降。山萸肉有增加白细胞总数的作用,对环磷酰胺引起的小鼠白细胞下降有非常显著的治疗作用等。再如孟如教授擅长用凉血化瘀的药对益母草、白茅根治疗各种肾病导致的蛋白尿、血尿,疗效显著,现代药理研究表明此二者相伍,具有利尿、止血的作用,能改善冠脉循环及降低血管通透性。清热解毒之蒲公英、败酱草,现代药理已证实,二者均具有抗菌、抗炎、抗病毒作用,类似广谱抗菌素的作用,广泛用于临床各种感染性疾病,收效甚可。这样临证时能结合现代药理对专方专药的研究成果,才能使中医疗效发生质的提高。

3. 辨证论治与专方专药的有机结合

中医临床工作者都知道,只有辨证论治学得精,学的深,学的广,那么即使西医尚未明确诊断的病,运用辨证论治,照样可以进行分析处理,换言之,中医没有不能辨治的病,这就是辨证论治的长处。当然这与目前临床上将辨证论治简单化的一种倾向,即在辨病之后,划分出几个证型,制定出几种处方,然后"对号入座"的治疗是有质的、程度上的区别的。但是对某些自身免疫性疾病等疑难病的治疗或某些疾病辨证较困难时,在辨证论治的同时,就要考虑到与专方专药的有机结合了。诚然,辨证论治与专方专药,从表面上看就是一组矛盾,尤其是近代部分中医前辈出于对中医的爱护和继承的信念,仅从整体观念出发,更加强调辨证论治,认为中医搞专方专药就是抛弃辨证论治,笔者认为这是一种误解。这种结合,其实就是从总体上调整人体阴阳的失衡,同时在局部选用针对"病"的有效药物,并把二者结合起来,即"整体"与"局部"的有机结合,必须全盘考虑阴阳消长的态势,有分寸、有选择地应用。同时,遣方用药时,既要考虑中医的药证相符,又要考虑与现代药理对方剂、中药研究成果的有机结合。

二、中医双处方的运用

方剂是理、法、方、药中的一个重要环节,是在辨证立法基础上,根据病情需要,按照君、臣、佐、使的组方原则,选择切合病情的药物组织而成。一般而言,单一使用某一方剂,作用比较专一,针对性较强。但在诊治某些内科疑难杂病,尤其是像自身免疫性疾病时,由于这些病,病情复杂,病程迁延缠绵,病证变化多端,虚实夹杂,寒热并见,累及多脏器、多系统,若仅仅单投一方,显得力量单薄,难以取得满意疗效,此时就需要将方剂配合运用。在诊治复杂难治的疾病时,根据疾病的病因、病机及证候特点,选择适当的方剂配成方对,相互协同,增强疗效,产生更全面、更理想的治疗效果。方对配合的作用主要有二,一是相须为用,即同类相须,把具有同类功效的方剂合用配成方对,使原有作用增强;二是相使为用,即异类相使,把功效不同的方剂合用配成方对,各取所长。气血同治、补泻兼施、标本同治等亦属于相使配对。

(一)常用方对使用的临床思路

孟如教授在临床诊疗中充分体现了辨证论治这一中医治病的宝贵灵魂。孟如教授很重视辨病与辨证相结合,西医辨病,中医辨证。根据现代医学对各个病的诊断标准及各种检测手段,在明确诊断后,再根据病情证候表现分别论治。例如,现代医学的系统性红斑狼疮,根据不同表现,可属于中医"虚劳""心悸""不寐""水肿""发斑"等病范畴,而同属虚劳又分为不同证型论治,如肝肾阴亏型用六味地黄丸合二至丸;气阴两伤、肝肾阴亏型用生脉散合二至丸;气阴两伤、心血不足用生脉散合酸枣仁汤等。孟如教授在遣方用药时,既重视据法处方的原则性,又注意随证变化的灵活性,或表现在药味的加减,或表现在剂量的增减。例如,在使用滋补肝肾的六味地黄丸时,若患者出现腹胀不适,只加入枳实、白术二味,则既可健脾导滞,又消除了六味丸滋腻碍胃之嫌。再如,在使用滋补肝肾的二至丸时,女贞子兼有缓泻作用,若患者有便秘,则女贞子重用至 30g 以上,若患者出现便溏,则减量只用至 12g,非常灵活。

1. 孟如教授常用方对

(1)六味地黄丸合二至丸

六味地黄丸由熟地、山茱萸、山药、茯苓、泽泻、丹皮六味组成,具有滋补肝肾之功。二至丸由女贞子、旱莲草二味组成,具有补肝肾、益精血之功。二方合用,属相须配对,能增强滋补肝肾之功,用于治疗肝肾阴虚之证。本方对是治疗自身免疫性疾病,尤其是系统性红斑狼疮的基础方。系统性红斑狼疮是一个累及全身多系统、多脏器的自身免疫性疾病,以肾脏受损最为多见。系统性红斑狼疮患者几乎所有的病例,肾组织学都有不同程度的异常,约有 35%~75% 表现有蛋白尿、血尿或肾功能低下。在系统性红斑狼疮患者的病程中,到某一阶段常有肝肾阴虚的表现,出现烘热多汗、腰膝酸软、头晕耳鸣、脱发、停经等一系列虚损之象。

另外,内分泌系统的糖尿病,属中医消渴证范畴,其产生是由于津液不足,燥热偏盛所致,而肝肾之阴亏损是消渴发生的根本,使用六味地黄丸合二至丸滋补肝肾之阴,使人体津液从根本上得到补充,是为治本之法,临床用之每获良效。

方名释义:孟如老中医自拟方由《小儿药证直诀》"六味地黄丸"、《医方集解》"二至丸"等结合临床经验化裁而来。组成:生地黄 15g,山茱萸 12g,怀山药 15g,茯苓 30g,泽泻 30g,牡丹皮 10g,女贞子 12g,旱莲草 12g,甘草 3g。功用:滋补肝肾。方解:本方以生地黄滋养肾阴,填精补髓为君药;山茱萸固精敛气、怀山药补脾固精、女贞子、旱莲草补肝肾益阴血,共为臣药;泽泻以泻肾浊且防生地之腻,丹皮清肝泻火以制山茱萸之温,茯苓淡渗脾湿以助山药健脾,共为佐药;甘草调和诸药为使。全方共奏滋补肝肾之功。主治:系统性红斑狼疮、糖尿病等自身免疫性疾病证属肝肾阴虚者。症见:腰酸痛,膝软无力,头晕耳鸣,神疲易累,咽干口燥,失眠多梦,舌红少津,脉细。临床应用及加减化裁:本方主要用于系统性红斑狼疮等自身免疫性疾病辨证属肝肾阴虚证候者。因系统性红斑狼疮患者大多病起于日晒或外感,感受热毒之邪而发病,病初多表现为热毒炽盛,后期热毒之邪损伤肝肾之阴,故本病后期多见肝肾阴虚之证。

加减化裁:伴腰痛者加桑寄生、续断;阴虚火旺者加知母、黄柏;心烦眠差者,加酸枣仁、夜交藤养心安神;汗多加生龙骨、生牡蛎收敛止汗;眼干涩加菊花、枸杞养肝明目;脱发加制首乌养血生发;闭经加益母草、泽兰、桃仁、红花活血通经;血尿加大蓟、侧柏叶、白茅根凉血止血。

(2)生脉散合二至丸

生脉散由人参、麦冬、五味子三味组成,具有益气生津、敛阴止汗之功,与具有补肝肾、益阴血的二至丸合用,属相使配伍,具有益气养阴、滋补肝肾之功,是治疗自身免疫性疾病,尤其是最常见的系统性红斑狼疮表现为肝肾阴虚、气阴两伤的常用对方。系统性红斑狼疮大部分患者,在患病初大多有发热表现,病程往往都较长,热病日久,耗气伤阴,并损伤肝肾之阴,出现心悸、多汗、气短乏力、烘热、腰酸等表现,用生脉散合二至丸益气养阴、滋补肝肾最为贴切。另外,消渴证表现为肝肾阴亏、气阴两伤患者,此方对也较常用,有良效。

方名释义:黄芪生脉二至丸(孟如教授自拟方)。由《医学启源》"生脉散"、《医方集解》"二至丸"等结合临床经验化裁而来。组成:黄芪30g,太子参(或党参、苏条参)25g,麦冬15g,五味子10g,女贞子15g,旱莲草15g。功用:益气养阴,滋补肝肾。方解:本方以黄芪、太子参益气为君药;女贞子、旱莲草滋补肝肾为臣药,二药合用亦即二至丸,补肝肾、益阴血;麦冬、五味子养阴敛汗为佐药,合太子参为生脉散,益气养阴,诸药合用,共奏益气养阴,滋补肝肾之功。主治:系统性红斑狼疮、糖尿病等自身免疫性疾病证属气阴两虚、肝肾阴虚者。症见:心悸气短,神疲乏力,口干咽燥,失眠多梦,舌红少津,脉细。临床应用及加减化裁:本方主要用于系统性红斑狼疮等自身免疫性疾病辨证属气阴两虚、肝肾阴虚证候者。因系统性红斑狼疮以女性多见,女子以血为本,而女子的多种生理活动,经、带、胎、产、乳均易伤阴,从而易造成素体阴虚,阴虚火旺的状态,因而易于感受热毒之邪。热毒之邪既能耗气又可伤阴,以至气阴两虚,肝肾阴虚,故本病后期多见气阴两虚、肝肾阴虚之证。

加减化裁：心烦眠差重者，加酸枣仁、夜交藤养心安神；汗多加生龙骨、生牡蛎收敛止汗；眼干涩加菊花、枸杞养肝明目；脱发加制首乌养血生发；闭经加益母草、桃仁、泽兰、红花活血通经；血尿加大蓟、侧柏叶、白茅根凉血止血。

（3）生脉散合酸枣仁汤

酸枣仁汤出自《金匮要略》，由酸枣仁、知母、茯神、芍药、甘草五味组成，具有养血安神，清热除烦之功。益气养阴的生脉散与之合用，属相使配伍，具有益气养阴，养血安神除烦的功效。临床主要用于三个方面：一是用于系统性红斑狼疮气阴两伤，心血不足所致的虚烦不寐。系统性红斑狼疮病初多为热病，故最易耗气伤阴，患病后病程长，且又多为年轻女性，往往伴有面部色素沉着、脱发、月经失调等表现，故情绪比较焦虑，思虑过度则暗耗心血，故表现为虚烦不寐者亦较常见。用生脉散合酸枣仁汤，既可益气养阴，又可养血安神除烦，有较好疗效。二是用于甲亢。其病因病机主要是正气虚衰，气阴两伤，心血失养，表现为心悸多汗、神疲乏力、消瘦、手抖、虚烦不眠等症。因此，针对病因病机，二方合用最为恰当，临证中亦每获良效。三是用于妇女更年期综合征。更年期是由于妇女到了临近断经之年，肾气渐衰，肾精不足，冲任二脉亏虚，天癸将竭，阴阳平衡失调，以致脏腑功能失调。肾精不足，阴不制阳，则火偏旺，火旺伤气，火旺伤阴，以致气阴两伤，日久则心血亦随之而亏，心神失养，出现烘热、多汗、虚烦不寐、心悸等表现，用生脉散合酸枣仁汤益气养阴、养血安神除烦，适当配伍滋补肝肾之品（常用二至丸），取得较满意的疗效。

（4）生脉散合温胆汤

温胆汤出自《三因极一病证方论》，由半夏、竹茹、枳实、陈皮、茯苓、甘草六味组成，具有清热化痰之功。益气养阴的生脉散与之合用，属相使为用，具有益气养阴、清热化痰之功。临床主要用于两个方面：一是用于消渴。消渴以气阴两伤为本，痰热内阻为标。病因病机是因为患者平素饮食不节，积热于胃；或由于情志所伤，肝郁化火，以致胃热、肝火灼伤津液，津液受伤燥热偏盛，热盛日久耗气伤阴，以致气阴两伤；津液受伤，脾胃失于濡养，运化失职，水湿不运，生湿生痰聚于中焦，日久郁而化热，形成气阴两伤、痰热内阻的病理改变。用生脉散合温胆汤，既可益气养阴，又可清热除痰，标本兼治。二是用于痫证。痫证产生的病机，大多由于痰浊阻滞，风痰上扰，气机逆乱，蒙蔽心窍所致，反复发作可致耗气伤阴，形成气阴两伤、痰热内扰心神的病理改变。用生脉散合温胆汤,既益气养阴,又清热除痰,标本兼顾,疗效较为满意。

（5）益气养阴安神汤

孟如教授自拟方,由《医学启源》"生脉散"、《金匮要略》"酸枣仁汤"等结合临床经验化裁而来。组成:黄芪30g,太子参(或党参、苏条参)25g,麦冬15g,五味子10g,酸枣仁30g,知母12g,茯神25g,川芎12g,甘草3g。功用:益气养阴,养血安神。方解:本方以黄芪、太子参益气为君药;酸枣仁、茯神养血安神为臣药;麦冬、五味子、知母养阴清热敛汗为佐药,合太子参为生脉散,益气养阴;甘草调和诸药为使。全方共奏益气养阴、养血安神之功。主治:系统性红斑狼疮、糖尿病等自身免疫性疾病证属气阴两虚、肝血不足之虚烦不寐者。症见:心悸,神疲乏力,心烦眠差,多梦,舌红少津,脉细。临床应用及加减化裁:本方主要用于系统性红斑狼疮等自身免疫性疾病辨证属气阴两虚、肝血不足证候者。因系统性红斑狼疮以女性多见,女子以血为本,而女子的多种生理活动,经、带、胎、产、乳均易伤阴,从而易造成素体阴虚,阴虚火旺的状态,因而易于感受热毒之邪。热毒之邪既能耗气又可伤阴,以至气阴两虚,肝血不足,故本病后期多见气阴两虚、肝血不足之证。加减化裁:伴汗多加生龙骨、生牡蛎收敛止汗;眼干涩加菊花、枸杞养肝明目;脱发加制首乌养血生发;闭经加益母草、泽兰、桃仁、红花活血通经;血尿加大蓟、侧柏叶、白茅根凉血止血。

（6）小柴胡汤合平胃散——柴平散

柴平散具有和解少阳、燥湿和胃功效。《景岳全书》描述此方证病机为"夫人之多痰,悉由中虚而然"。原方主治湿疟,表现为一身尽痛、手足沉重、寒多热少、脉濡等,对确有肝胃失和、少阳枢机不利、寒湿困阻等证候表现者均可选用本方。

现代医家对于柴平汤的研究颇多。李成纲老中医认为方药运用不可拘泥,要有创新。其运用柴平汤加减治疗不寐符合"胃不和则卧不安"原理;治疗胁痛便溏则方中苍术、陈皮炭用,"炭药不专止秘,草木过火则生土肥土,同理炭药补脾胃也";"木为火之母,肝气疏则心气通",李老运用柴平汤治疗胆囊炎所致心悸亦收效。刘波等运用柴平汤治疗脂肪肝疏肝理气、燥湿化痰;治疗单纯性肥胖健脾益气、燥湿化痰;治疗梅尼埃病抑肝阳、健脾化痰均收疗效。张庆祥教授运用柴平汤治疗月经后延、泛酸、湿疹,收效良好。齐红艳运用柴平汤加减治疗慢性胃炎、胆结石并胆囊炎、急性胰腺炎及术后粘连性肠梗阻,收到良好疗效。

孟如教授善于运用该方剂加减治疗慢性胃炎、慢性肾病、风湿免疫疾病等属于肝脾不调、湿邪中阻表现者。孟如教授认为柴平汤重在清除表邪、湿邪,可以调整机体两种主要致病因素:饮食因素和情志因素。孟如教授处方药味较少,主张两方或三方交替使用。一般该方加苏梗、大腹皮解表;加瓜蒌皮宽中;加炒山楂、炒神曲消食化积;加茯苓、白术健脾;加葛根、麦冬滋养胃阴;加地榆、诃子收涩止泻;加秦艽清虚热,利关节。联合或交替服用藿香正气散、连朴饮等治疗外感风寒、内伤湿滞之实证,入里化热者则联合千金苇茎汤,有顽疾、体质虚弱、经常外感者,前方清实邪后,再以玉屏风散善后调理;联合枳术丸、参苓白术散、六君子汤等治疗脾胃不和,脾虚湿阻引起的胃脘痛等症;联合保和丸治疗饮食积滞、湿阻中焦,化热者联合温胆汤、小陷胸汤等;联合逍遥丸、柴胡舒肝散、金铃子散等以治疗肝气郁结导致的胁痛;联合薯蓣苍术粥、痛泻要方、四神丸等治疗土虚木乘、湿邪不化之泄泻;联合瓜蒌瞿麦丸、五苓散、真武汤等治疗脾肾两虚,湿邪中阻之水肿;联合四妙散、三仁汤、九味羌活汤等治疗湿热痹阻型痹证;久病入络者联合桃红四物汤、失笑散、活络效灵丹等。

（7）类风湿关节炎相关双处方

☆骨质增生丸合四妙丸

骨质增生丸为现代医家之验方,由熟地、鹿衔草、骨碎补、肉苁蓉、鸡血藤膏、淫羊藿、莱菔子组成,具有补肾填精、通络止痛之功效;四妙丸源于《成方便读》,由黄柏、苍术、怀牛膝、薏苡仁组成,具有清热利湿、宣痹舒筋之功效,二方配伍用于治疗类风湿关节炎肝肾不足、湿热痹阻的本虚标实证。此证型临床常见关节肿胀疼痛或灼热感,或关节僵硬畸形、活动不利,筋脉拘急,昼轻夜重,耳鸣神疲,腰膝酸软,舌红苔黄腻,脉滑。

☆木防己汤合四妙丸

木防己汤为《金匮》方,由木防己、石膏、桂枝、人参组成,具有益气补虚、清热利水之功效,与清热利湿、宣痹舒筋的四妙丸配伍标本兼顾,用于治疗类风湿关节炎气虚、湿热痹阻的本虚标实证。此证型临床除见关节肿胀疼痛、灼热感,屈伸不利,或关节变形等外,尚有神疲肢软,气短乏力,舌淡红,苔黄腻,脉滑。

☆蠲痹汤合四妙丸

蠲痹汤出自《百一选方》,由羌活、防风、姜黄、当归、赤芍、黄芪、炙甘草组成,具有益气和营、祛风除湿之功效,为治疗良方。与清热利湿、宣痹舒筋的四妙丸配伍运用标本兼顾,用于治疗类风湿关节炎气血不足、风湿热痹阻的本虚标实证。此证型临床见关节疼痛或肿胀、灼热感,游走不定,关节活动不利,或肢体麻木等,以上肢、肩背关节疼痛为主,舌淡红、苔黄或腻,脉濡缓。

☆桂枝芍药知母汤与四妙丸

桂枝芍药知母汤为《金匮》方,由桂枝、芍药、甘草、麻黄、生姜、白术、知母、防风、附子组成,具有祛风除湿、散寒止痛之功效,与清热利湿、宣痹舒筋的四妙丸配伍,用于治疗类风湿关节炎气血不足、风湿痹阻、寒热错杂的本虚标实证。临床上常见关节肌肉肿胀、游走疼痛,局部触之发热但自觉畏寒,或触之不热但自觉发热,筋脉拘急,肢体关节屈伸不利,身体羸瘦,头眩气短,恶心欲呕,舌红,苔黄或白,脉弦滑。

☆麻辛附子汤合麻杏苡甘汤

麻辛附子汤为《伤寒论》方,由麻黄、附子、细辛组成,具有温阳散寒、宣痹舒筋之效;二方合用,共奏温阳散寒、祛风除湿、舒利筋络之效,用于治疗类风湿关节炎阳气不足、风寒湿痹之本虚标实证。临床上常见关节冷痛沉重,或肿胀,局部畏寒,皮色不红,触之不热,遇寒痛增,得热痛减,屈伸不利,晨僵明显,舌胖质淡,苔白腻,脉弦缓。

☆四妙丸合活络效灵丹

活络效灵丹出自《医学衷中参西录》,由当归、紫丹参、乳香、没药组成,具有活血祛瘀、通络止痛之功效,与清热利湿、宣痹舒筋的四妙丸配伍,用于治疗类风湿关节炎活动期湿热夹瘀痹阻证,多在"急则治其标"时使用。临床上见关节肿胀刺痛,久痛不已,痛处拒按,或局部发热入夜尤甚,或有硬结热痛,活动受限,或面色暗黧,肌肤甲错,口干不欲饮,溲赤,苔黄舌暗红,脉细涩。

类风湿关节炎属于中医"历节病""痹证"等病范畴,仲景在《金匮要略·中风历节病篇》中从邪正两方面论述了该病的成因,如"寸口脉沉而弱,沉即主骨,弱即主筋,沉即为肾,弱即为肝。汗出入水中,如水伤心,历节黄汗出,故曰历节";又"少阴脉浮而弱,弱则血不足,浮则为风,风血相搏,即疼痛如掣。""盛人脉涩小,短气,自汗出,历节痛,不可屈伸,此皆饮酒汗出当风所致",指出了该病为正虚邪犯所致,认为肝肾不足、气血亏虚为该病之内因,风寒湿热之邪入侵为外因,邪正相搏,痹阻筋骨,不通则痛。由于人身所虚之处,便是容邪之所,因此本虚标实为类风湿关节炎的基本病机特点,肝肾不足、气血亏虚是病之本,风寒湿热瘀为病之标。因肝主筋,肾主骨,肝肾不足,则邪犯肝肾之合——筋骨疼痛而遍历关节。就邪气而言,寒湿多伤人之阳气,湿热多伤阴,无论寒湿与湿热,邪皆有形,阻遏经络,血运不畅,常伴血脉瘀阻,酿生肿胀、灼热、疼痛,所以临床上要根据邪之寒热瘀与正之气血阴阳、肝肾的不同随证施治。

孟如教授认为,急则治其标,缓则治其本,但标本兼治是治疗类风湿关节炎的基本原则,临床中多用标本兼治法治之。如肝肾不足、湿热痹阻证,予骨质增生丸补肝肾、强筋骨治本,四妙丸清热利湿治标;气虚、湿热痹阻证,予木防己汤中人参益气补虚治本,配伍四妙丸标本兼治;气血不足、风湿热痹证,予蠲痹汤中黄芪、当归益气补血治本,赤芍、姜黄活血通络,与羌活、防风及四妙丸配伍治标;营气不足、寒热错杂证,予桂枝芍药知母汤中附子、桂枝、芍药、生姜温阳益气、和营治本,麻黄、防风与四妙丸配伍寒热兼清;阳气不足、风寒湿痹证,予麻辛附子汤中附子温阳益气治本,麻杏苡甘汤配伍细辛祛风散寒除湿治标;在类风湿关节炎的病变活动期,当湿热夹血瘀、脉络痹阻成为主要矛盾时,根据急则治其标,缓则治其本原则,选用四妙丸合活络效灵丹清热利湿、化瘀止痛。在孟如教授常用的几组方对中,四妙丸的配伍运用有其独特之处,细剖析之,方中黄柏苦寒,清热燥湿,入肝肾清下焦湿热,为君药;苍术辛苦而温,健脾燥湿为臣药;佐以薏苡仁入阳明,祛湿热而利筋络,助君臣之药加强利湿作用;怀牛膝为使药,既补肝肾、强筋骨,又通血脉利关节,性平不助热邪,引领黄柏、苍术、薏苡仁入下焦而清湿热。四药合用,实际体现了标本兼治原则,何况类风湿关节炎多病程长,常正虚邪恋,使用四妙丸颇符合基本病机特点,此方实为治疗类风湿关节炎之有效方剂之一。

(二)双处方医案赏析

慢性杂病在其漫长的疾病发展和演变过程中,一般病机都较为复杂,可以出现多种病理因素交结为患,比如可能出现表湿里湿并见,表热里热同存;或有虚实夹杂,虚可以表现为气、血、阴、阳的亏虚,但更多的是表现为气阴两虚、气血两虚、阴阳两虚等,脏腑亏虚可表现为多个脏腑的不足;实可以是气滞、血瘀、食积、郁火、痰浊、水饮、湿热或几种邪气夹杂等;此外,疾病有新久之分,慢性疾病由于持续时间较长,在其病程中,不可避免地由于感受这样或那样的邪气而致新的疾病的发生,最常见的是多种慢性病合并有感冒、咳嗽、淋证、泄泻等,从而导致原发病的复发。虽然前人提出了"急则治其标,缓则治其本"的原则,但此时治疗上若一方治疗新感疾病,一方照顾原发病,可望做到防止原发病的复发。临床治疗疾病时一方治疗可能出现顾此失彼的局面,或者出现二三十味的大处方。此时可以根据不同的病理因素拟定治疗方向不尽相同的两首处方,并交替服用来治疗。如此则处方用药可以做到有条不紊,全面照顾。

【案1】

陈某,女,10岁。

患者全身肌肉关节疼痛1年,尤其以胸前、腰骶部、腹股沟疼痛明显,在昆明多家省级西医院就诊,各种实验室检查均未发现异常,诊为"幼年类风湿关节炎"。就诊时症见全身肌肉关节疼痛,尤其以胸前、腰骶部、腹股沟疼痛明显,疼痛性质表述不清,夜间加重,伴见胸闷气短,纳少,二便调,睡眠在疼痛轻时尚可。舌红苔薄腻,脉滑。书方两首。

一方 苍术10g,苡仁20g,怀牛膝15g,黄柏10g,五灵脂15g,生蒲黄12g,续断12g,桑寄生15g,杭芍15g,伸筋草12g,甘草3g。3剂。

二方 麻黄8g,杏仁12g,苡仁15g,桃仁10g,红花10g,生地12g,归尾12g,赤芍15g,川芎10g,紫丹参15g,炙乳香10g,炙没药10g,甘草3g。3剂。

嘱咐一方服完1剂改服二方,二方服完1剂再服一方,如此交替服用,直至6剂药均服完。

二诊时诉疼痛缓解明显。

按:本案从主症来看,当属"痹证"范畴。根据疼痛特点"夜间尤甚,腰骶部、腹股沟疼痛明显"伴"胸闷纳少,舌苔腻脉滑",辨证为湿邪为患,瘀血内阻。湿邪又包括了下焦湿热阻塞以及湿邪蕴阻肌表关节经脉两种情况,即表湿及里湿。故一方用四妙散合失笑散强腰健肾,柔肝疏筋,侧重于清利下焦湿热,活血化瘀止痛。二方用麻杏苡甘汤合桃红四物汤、活络效灵丹,侧重于宣表祛湿,活血化瘀,通络止痛。两方交替服用使湿邪有不同的去路,而血瘀则联用三方,从行气活血、活血养血、活血通络等不同方面给予祛除,故疗效显著。

【案2】

车某,男,57岁。

患者阴茎异常勃起2年余。2007年开始出现阴茎异常勃起,自服"六味地黄丸"后稍有好转。但2009年后症状又逐渐加重,阴茎不因性欲影响而异常勃起,持续时间长,排精之后尚不松软,触之疼痛,房事之后更加严重。伴有眠差多梦,腰酸,咽干口苦,纳食可,二便调,舌红苔薄白,脉弦数。

一方　丹皮12g,栀子12g,柴胡10g,当归12g,杭芍12g,茯苓15g,薄荷(后下)6g,黄柏12g,知母15g,熟地15g,炙龟板15g,甘草3g。3剂。

二方　女贞子20g,旱莲草12g,酸枣仁15g,茯神15g,知母12g,川芎10g,生龙骨30g,生牡蛎30g,远志12g,合欢皮15g,夜交藤15g,甘草3g。3剂。嘱两方交替服用,直至6剂药均服完。

二诊时诉阴茎异常勃起已有明显改善,余症悉减。

按:本例患者主症"阴茎异常勃起,持续时间长,排精之后尚不松软"等主证,当为"阳强"一证。本病病机主要有三:其一肝火灼伤宗筋,筋体拘急,其二真阴不足,相火妄动,其三湿热败精瘀血闭阻宗筋脉道,脉络瘀阻。本例患者病机复杂,病变脏腑与肝、肾均有关,病理因素有实火、虚火之不同:既有肾阴不足,相火妄动,扰动心神,表现为"眠差多梦,腰酸,口咽干燥",又有肝郁化火,灼伤阴津之象,表现为"咽干口苦,舌红苔薄,脉弦数",故治疗上方一选用丹栀逍遥散合大补阴丸加减侧重于疏肝清肝,滋阴降火。方二用二至丸合酸枣仁汤侧重于滋补肝肾,养血宁心。两方交替服用,则实火清,虚火降,阴虚补,心神安,故获良效。

【案3】

杨某,女,60岁。

患者4个月前出现急性起病的尿频、尿急、尿痛,小腹拘急引痛。当时在社区医院检查,尿常规显示BLD:1+,WBC:3+,诊断为"尿路感染",给予"左氧氟沙星""三金片""癃清片"等西药和中成药治疗,症状缓解,尿常规已正常。但每于饮水少或劳累时即感小腹下坠隐痛,尿频急,近日来每日清晨每每出现此症状。伴皮肤干燥,双目干涩,口中有异味,夜间烘热出汗,眠差易醒,舌质红,苔根黄腻,脉细滑。

一方　苍术12g,苡仁30g,怀牛膝18g,黄柏15g,蒲公英15g,紫花地丁12g,白茅根18g,太子参18g,麦冬15g,生地30g,甘草3g。3剂。

二方　太子参30g,麦冬15g,五味子9g,茯苓15g,女贞子15g,旱莲草12g,生地12g,当归12g,苦参15g,浙贝15g,泽泻15g,甘草3g。3剂。嘱咐一方服完1剂改服二方,二方服完1剂再服一方,如此交替服用,直至6剂药均服完。

二诊时诉诸症俱减。

按：本案起病当属"热淋"，前期治疗使湿热之邪得以部分清化，但湿热残留，戕伐正气，久而转为"劳淋"。根据"清晨、劳累后感小腹下坠隐痛，尿频急，皮肤干燥，双目干涩，夜间烘热出汗，眠差易醒，脉细"，辨证为气阴两虚，此乃湿热之邪伤阴耗气而成。但从"尿频急，口中有异味，舌质红，苔根黄腻，脉滑"可知，湿热之邪仍然羁留不去。治当补虚泻实，标本兼顾。一方用四妙散加蒲公英、紫花地丁、白茅根清热解毒利湿，加太子参、麦冬、生地益气养阴，稍事扶正。二方由生脉散、二至丸、当归贝母苦参丸三方加泽泻、茯苓、生地组成，益气养阴，少佐清热利湿。两方交替服用使补虚不碍邪，祛邪不伤正，故效如桴鼓。

【案4】

姜某，女，36岁。闭经8月。

患者2年前人流后出现月经量少，周期延长，且经期腰腹酸胀疼痛。月经量逐月减少，有时仅来潮1~2天，色黯红。8月前月经未来，时感腰腹酸痛，就诊检查早早孕实验、妇科B超及阴道镜检查，排除怀孕，诊为"宫颈Ⅱ度糜烂"。性激素水平正常。给予人工周期治疗，规律用药则有月经来潮，但停药则数月不来。伴有腰酸小腹隐痛，目睛干痛，视物发花，纳可，眠差多梦，大便有时干燥。舌淡黯，苔薄白，脉濡缓。

一方　熟地20g，当归18g，川芎12g，杭芍15g，茯苓15g，党参15g，白术15g，炙甘草3g，益母草30g，怀牛膝15g，菟丝子15g，覆盆子15g。3剂。

二方　柴胡12g，当归15g，枸杞10g，杭芍15g，白术15g，茯苓30g，薄荷12g，川牛膝15g，泽兰15g，桃仁10g，红花6g，炙甘草3g。3剂。嘱两方交替服用，直至6剂药均服完。

此后在两方基础上加减治疗2个月，月经来潮，小腹疼痛不明显。

按：本案为妇女月经病之"闭经"。患者起因于"人流手术"，损伤气血，肾精亏虚，冲任失调故出现闭经，腰酸小腹隐痛；"目受血而能视"，气血不足，故目睛干痛，视物发花；气血亏虚，心神失养，故眠差梦多。方一主要针对以上病机，给予益气血，补肾精，调冲任。但考虑到月经来潮与肝之疏泄功能有关，且"妇人以治肝为先"，故方二选用逍遥散加桃仁、红花、泽兰、川牛膝疏肝理气，活血通经。二方一补一泻，一则使经血之源旺盛，一则使经血之途畅通，则气血调达，月经通畅，诸症向愈。

【案5】

李某，男，34岁。

患者 3 年前出现尿色深红,曾诊为"阵发性睡眠性血红蛋白尿",经多家医院治疗效果不明显。1 年前开始出现头晕乏力,反复出现皮肤紫癜,在昆明某医院检查显示血 RBC:2.7×10^{12}/L,WBC:3.6×10^{9}/L,PLT:23×10^{9}/L 诊断为"阵发性睡眠性血红蛋白尿并再障",每隔 3~5 天要输全血 200~400ml。就诊时症见全身多处紫斑,四肢多见,伴齿衄,头晕乏力,腰酸腿软,眠差易醒,心悸健忘,纳差食少,二便正常。面色萎黄,唇甲苍白,舌质淡,舌苔薄微黄,脉弦细。

一方　黄芪 120g,桂枝 15g,杭芍 30g,大枣 30g,炙甘草 10g,当归 15g,藕节 15g,饴糖 100g。2 剂。

二方　黄芪 100g,西洋参(另煎兑服)25g,白术 15g,茯神 25g,远志 12g,酸枣仁 30g,木香 12g,当归 15g,桂圆肉 15g,阿胶(烊化)30g,炙甘草 10g。2 剂。

三方　种洋参(另煎兑服)25g,白术 15g,茯苓 30g,熟地 20g,川芎 12g,白芍 15g,陈皮 10g,仙鹤草 30g,炙甘草 10g。三方交替服用,直至 6 剂药均服完。

此后在三方基础上加减出入连续进方半年,紫斑减少,头晕乏力明显改善,患者已有 1 个月未输血。

按: 本案当属"血证"或"虚劳"范畴,从伴随症状"头晕乏力,眠差易醒,心悸健忘,纳差食少,面色萎黄,唇甲苍白"可知其气血亏损,心脾两虚。因气虚不摄,脾虚不统,故出现紫斑、齿衄。本病病久以正虚为主,邪实不明显,故治疗上集中药力补气养血,健脾养心。三首处方分别选用了黄芪建中汤、当归补血汤、归脾汤、八珍汤、圣愈汤等加减治疗,交替服用,治法相似的数首不同方剂针对同一病机,并守方加减出入治疗半年,获得较好效果。

【案 6】

毛某,男,10 岁。

患者紫癜反复发作 1 年余。检查血常规正常,诊断为"过敏性紫癜",曾做过敏原筛查试验,对花粉、宠物皮毛、小麦、大豆均有过敏反应。患者常常不明原因反复发生紫癜,在感冒之后更容易出现,偶有关节疼痛。2 天前紫癜再次出现,下肢膝关节以下多见,上肢及躯干较少,左右对称分布,大小不一,色红,略凸出皮肤,纳可,眠安,便调,咽红,扁桃体 I 度肿大。舌红,苔花剥,脉细滑数。

一方　柴胡 12g,防风 10g,荆芥 10g,五味子 6g,乌梅 6g,绿豆 15g,连翘

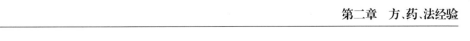

12g,黄芩 12g,炙甘草 10g。3 剂。

二方 水牛角 30g,生地 12g,杭芍 12g,丹皮 8g,连翘 12g,白茅根 15g,重楼 12g,甘草 3g。3 剂。两方交替服用,直至 6 剂药均服完。

二诊时未发现新起紫癜,此后,在二方基础上加减治疗 2 个月,至今随访已有 1 年未再发病。

按:过敏性紫癜为儿童常见病,因过敏原筛查试验项目毕竟是非常有限的,患者即使避免接触阳性的物体,也常常反复发生紫癜。本案急性发作期考虑过敏的存在,病机主要是实热内结,故见乳蛾红肿,咽痛,热邪迫血妄行,故紫癜新起色红。方一选用过敏煎加减。过敏煎乃祝谌予教授治疗过敏的经验方,疏风清热,养阴柔肝。加连翘、黄芩、绿豆清气分之实热。患者平素乃营血有热,阴血亏耗之体,故方二选用犀角地黄汤加白茅根、重楼清热滋阴,泻血分之实热。两方配合,清解气血之实热,则血能安和,无溢脉外。

【案7】

张某,女,58 岁。

患者糖尿病病史 17 年,3 年前发现血肌酐、尿素氮升高,诊断为"糖尿病肾病,慢性肾衰"。3 月前检查 Cr:536μmol/L,BUN:23mmol/L,Hb:7.8g/L,诊为"肾性贫血"。患者自觉精神萎靡不振,腰背疼痛,多寐,倦怠懒动,纳少,脘腹胀满,时感恶心,气短,面色萎黄无华。1 天前外出回家后出现腹泻,已 10 次左右,稀水样便,无腹痛和里急后重感,兼恶寒,肢体酸困不适,大便检查正常。舌质淡,苔白厚腻,脉沉细。

一方 藿香 15g,紫苏叶 12g,白芷 10g,白术 15g,茯苓 30g,木香 10g,法夏 12g,陈皮 10g,荆芥 10g,生姜 10g,甘草 3g。3 剂。

二方 党参 20g,茯苓 30g,白术 15g,藿香 12g,葛根 30g,木香 10g,怀山药 30g,车前子(包煎)30g,苡仁 30g,当归 15g,怀牛膝 15g,桑寄生 15g,甘草 3g。3 剂。两方交替服用,直至 6 剂药均服完。

二诊时泄泻已好转,且复查肾功能肌酐、尿素氮较原来无明显变化,原发病病情稳定。

按:本案患者原发病为"慢性肾衰",属"虚劳"范畴。在此基础上感受寒湿之邪,故恶寒,肢体酸困不适。寒湿困脾,脾失健运,清浊相混,发生泄泻,方一针对新病,选用藿香正气散加减,芳香化湿,解表散寒。该患者精神萎靡不振,多寐,倦怠懒动,纳少脘腹胀满,时感恶心,气短,面色萎黄无华,属气血不足,脾肾两虚,故二方针对原发病用七味白术散加当归、怀牛膝、寄生等治疗,健脾化湿,益气养血,补肾强腰。两方针对新久之病,采用了不同治法,新病痊愈而旧病未进一步进展。

【案8】

罗某,女,43岁。反复水肿3年。

患者颜面蝶形红斑,尿常规BLD:1+,Pro:2+,镜检RBC:3-8/HP,肾功能正常。dsDNA:+,ANA:强阳性(1:1 000),诊断为"系统性红斑狼疮"。经过"泼尼松""环磷酰胺""羟氯喹"等及对症支持治疗,现红斑消退,尿蛋白和红细胞阴转,ANA弱阳性(1:100)。每遇感冒病情常常反复。10天前发生感冒,自服克感敏、感冒清等药,现症见咳嗽,干咳无痰,口干欲饮,咽干疼痛,双手微颤,日晒后巅顶疼痛,纳可,眠安,大便干,舌红,苔薄黄,左脉细数,右脉滑数。平素易感冒。

一方 桑叶15g,菊花10g,连翘25g,杏仁12g,沙参25g,麦冬15g,法夏12g,射干12g,桔梗10g,玄参15g,甘草3g。3剂。

二方 苏条参20g,麦冬15g,旱莲草15g,女贞子15g,生龙牡各30g,生地15g,怀山药30g,茯苓15g,泽泻15g,丹皮12g,甘草3g。3剂。两方交替服用,直至6剂药均服完。

二诊时咳嗽已好转,且尿常规复查正常,原发病病情稳定。

按:本案患者在慢性久病"水肿"的基础上感受外邪,发生感冒,经治疗后表证已除,仍有肺失清肃,因而出现干咳、咽痛等,方一针对新病,选用桑菊饮加玄麦甘桔饮加减治疗,清热肃肺,滋阴利咽。该患者每遇感冒则出现原发病的复发,故二方针对"系统性红斑狼疮"的缓解期,病机气阴两虚为多见,结合患者体质、舌脉表现,用生脉散、二至丸合六味地黄丸加减治疗。因考虑五味子、山萸肉酸收敛邪,故减去。两方针对新久之病,采用了不同治法,新病痊愈而旧病未发。

【案9】

陈某,女,23岁,因头晕耳鸣,腰膝酸软,神疲乏力,脱发,闭经1年来诊。患者2年前无明显诱因出现全身关节疼痛、面部蝶形红斑,反复口腔溃疡在昆明某医院经相关检查确诊为系统性红斑狼疮,经给予激素、免疫抑制剂等治疗2个月后,上述症状缓解。一年前因时有关节疼痛,服用雷公藤、六方藤等药数月后,关节痛减,但出现耳鸣,腰膝酸软,脱发,闭经,停服上述药物,未进行其他治疗。刻症见:头晕耳鸣,腰膝酸软,神疲乏力,脱发,闭经,口腔小溃疡,口干舌燥,时有烘热,纳眠二便正常。面红舌红,少苔,尿蛋白(2+);肝肾功正常;临床免疫学检查:ANA(+);A-ds-DNA(+)。诊其为"虚劳"(系统性红斑狼疮),肝肾阴虚证,由于素体阴虚,加之久病损伤肝肾之阴所致。肝肾阴虚,精髓不足故见头晕耳鸣,神疲乏力;肾府失养故见腰膝酸软;血枯不能荣于发,故见脱发;冲任失养故见闭经;阴虚火旺,虚火上炎故见口腔小溃疡,口干舌燥,时有烘热;面红,舌红少苔,脉细均为肝肾阴虚之征。治以滋补肝肾;养阴清热,方用六味地黄二至丸加味:生地黄15g,怀山药15g,山茱萸12g,茯苓30g,泽泻30g,牡丹皮10g,知母10g,焦柏10g,女贞子12g,旱莲草12g,益母草30g,大蓟30g。12剂,水煎服,1日1剂。

二诊(1997年5月12日):药后口腔小溃疡愈合,头晕耳鸣、腰膝酸软减轻。现症见:神疲易累,脱发,闭经,烘热多汗,纳眠二便正常,舌质红,少津,舌苔薄白,脉细,尿蛋白(+)。此为肝肾阴虚减而未愈,治以滋补肝肾,养阴清热,方用六味地黄二至丸加味:生地黄15g,怀山药15g,山茱萸12g,茯苓30g,泽泻30g,牡丹皮10g,知母10g,焦柏10g,女贞子12g,旱莲草12g,益母草30g,制首乌15g,枸杞30g,大蓟30g。

按:本病迁延难愈,即便临床症状消失,尿蛋白也难以在短时间内转阴,因此要强调"效不更方",注意守方治疗。本案患者初诊时尿蛋白(++),经滋补肝肾为主治疗1月余,临床症状明显改善,尿蛋白也降至(+),因患者仍有脱发、闭经,是由于阴虚血亏所致,故守方加入制首乌、枸杞滋补阴血。

【案10】

李某,女,45岁,于1997年4月17日初诊。

患者因心悸气短,神疲乏力,烘热多汗半年来诊。患者1996年10月因"全身关节肌肉疼痛,心悸气短,神疲乏力,烘热多汗,不规则发热3月"在昆明某医院住院治疗,经相关检查确诊为"系统性红斑狼疮",经给予激素治疗1月后,全身关节肌肉疼痛消失,热退,病情好转出院,但心悸气短,神疲乏力,烘热多汗一直未减轻。刻症见:心悸气短,心烦眠差,神疲乏力,烘热多汗,口干,眼干,大便干,月经量少,纳可,小便正常,面红,舌质红少津,舌苔薄白,脉细。血常规:正常;尿常规:蛋白(1+);肝肾功:正常;临床免疫学:ANA(+)1:80(周边型);抗Sm(-);A-dsDNA(-)。诊其为心悸(系统性红斑狼疮),气阴两虚,肝肾阴虚证。由于病起于发热,热邪耗气伤阴,以致气阴两虚,肝肾阴虚,伤及心阴,心失所养,故见心悸气短,心烦眠差;气虚故见神疲乏力;阴虚内热故见面红,烘热多汗,口干;肝肾阴虚,血海不能充盈故见月经量少,目失所养故见眼干,阴虚肠燥故见大便干;舌质红少津,脉细为气阴两虚之征。治以益气养阴，滋补肝肾。

拟方黄芪生脉散合二至丸加味。处方：黄芪30g，太子参25g，麦冬15g，五味子10g，女贞子10g，旱莲草15g，酸枣仁30g，夜交藤15g，益母草15g，小蓟15g，甘草3g。10剂，水煎服，每日1剂。

二诊（1997年6月9日）：患者服上方至今，睡眠转佳，其余诸症减轻。现症见：动则心悸气短，神疲易累，烘热多汗，口干，纳眠二便正常。此为气阴两虚，肝肾阴虚减而未愈，仍治以益气养阴，滋补肝肾。处方：黄芪生脉散合二至丸加味：黄芪30g，太子参25g，麦冬15g，五味子10g，女贞子15g，旱莲草15g，益母草15g，生龙骨30g，生牡蛎30g，小蓟15g，甘草3g。水煎服，每日1剂，连服1月。

三诊（1997年7月24日）：患者服上方至今，诸症减轻，劳累时仍感心悸气短，时感口干，眼干，纳眠可，二便调。血常规：正常；尿常规：蛋白（-）。临床免疫检查：正常。此为气阴两虚，肝肾阴虚尚未完全恢复故劳累时仍感心悸气短，时感口干，眼干。治以益气养阴，滋补肝肾，处方：黄芪生脉散合二至丸加味。黄芪30g，太子参25g，麦冬15g，五味子10g，女贞子15g，旱莲草15g，益母草15g，生龙骨30g，生牡蛎30g，甘草3g。6剂，水煎服，每日1剂。

按：系统性红斑狼疮病因病机多为在素体阴虚的基础上感受热毒之邪，热毒之邪既能耗气又可伤阴，故后期多见气阴两虚，肝肾阴虚之证。生脉散益气生津，敛阴止汗，黄芪加强补气之功，二至丸滋补肝肾。全方有较强益气养阴，滋补肝肾之功，故用于治疗气阴两虚，肝肾阴虚者甚佳。辨证要点为心悸、气短、神疲乏力，口干咽燥，烘热多汗。患者初诊时伴心悸失眠故加入酸枣仁、夜交藤养心安神；二诊、三诊时均有多汗故加入生龙骨、生牡蛎收敛止汗。

【案11】

段某，男性，27岁，工人，初诊日期1997年12月25日。

患者1994年因膝关节肿痛反复发作，经西医有关检查确诊为"类风湿关节滑膜炎"，曾行手术切除部分滑膜治疗及西药治疗效果不佳，后停服西药。来诊时主诉双膝关节肿疼痛反复发作3年余，加重1个月。双膝局部灼热感，双下肢屈曲不利，下蹲困难，腰骶及颈项疼痛，其余大小关节游走性疼痛，神疲肢软，口微干苦，纳眠及二便正常，舌淡红，苔根黄腻，脉滑。化验血沉（ESR）43mm/h，抗"O"（ASO）>200U/L，C反应蛋白（CRP）12mg/L，均高于正常值。中医诊断为痹证，辨证属肝肾不足，兼风湿热邪痹阻，治以调补肝肾、祛风除湿、清热通络。

方投骨质增生丸合四妙丸加减：生地 15g，骨碎补 15g，肉苁蓉 12g，鸡血藤膏 30g，鹿衔草 12g，莱菔子 12g，焦黄柏 12g，苍术 15g，薏苡仁 30g，怀牛膝 15g，土鳖虫 15g，豨莶草 15g，威灵仙 15g，水煎服，日服 1 剂，连服半月。

复诊时诉颈项酸痛及左膝关节肿痛大缓，仍感右膝关节肿痛，轻微灼热感，神疲肢软，畏寒，弯腰时髋部疼痛，舌淡红，苔薄黄，脉滑，复查血沉降至 32mm/h；续服原方不变作为 1 号方，另投四妙丸合桂枝芍药知母汤加减为 2 号方：苍术 15g，焦黄柏 12g，薏苡仁 30g，怀牛膝 15g，桂枝 15g，杭芍 15g，知母 10g，防风 12g，豨莶草 15g，忍冬藤 15g，石枫丹 15g，土鳖虫 15g，甘草 3g；二方交替水煎服。

连服五月后右膝关节肿痛明显缓解，双膝关节活动自如，其余大小关节偶有疼痛，精神、纳眠及二便正常，舌淡红苔薄，脉细，复查 ESR、ASO、CRP 均在正常范围。中医辨证实邪已渐轻，以肝肾亏虚为主，治以滋补肝肾、强筋壮骨兼祛风通络，故投骨质增生丸加减：熟地 15g，骨碎补 15g，肉苁蓉 12g，鸡血藤膏 30g，鹿衔草 12g，莱菔子 15g，怀牛膝 15g，威灵仙 15g，荆芥 12g，防风 12g，甘草 3g，水煎服，巩固治疗近半年，诸症皆缓，随访半年病情基本稳定。

按：孟如教授在临床诊疗中充分体现了辨证论治这一中医治病的宝贵灵魂。孟如教授很重视辨病与辨证相结合，西医辨病，中医辨证。根据现代医学对各个病的诊断标准及各种检测手段，在明确诊断后，再根据病情证候表现分别论治。例如，现代医学的 SLE，根据不同表现，可属于中医"虚劳""心悸""不寐""水肿""发斑""红蝴蝶疮"等病范畴，而同属虚劳又分为不同证型论治，如肝肾阴亏型用六味地黄丸合二至丸；气阴两伤、肝肾阴亏型用生脉散合二至丸；气阴两伤、心血不足用生脉散合酸枣仁汤等等。

孟如教授在遣方用药时，既重视据法处方的原则性，又注意随证变化的灵活性，或表现在药味的加减，或表现在剂量的增减。例如，在使用滋补肝肾的六味地黄丸时，若患者出现腹胀不适，只加入枳实、白术二味，则既可健脾导滞，又消除了六味丸滋腻碍胃之嫌。再如，在使用滋补肝肾的二至丸时，女贞子兼有缓泻作用，若患者有便秘，则女贞子重用至 30g 以上，若患者出现便溏，则减量只用至 12g，非常灵活。

孟如教授既重视学习古人的宝贵经验，又注意结合现代研究成果，推陈出新。孟如教授在充分学习古人经验的基础上，潜心研究并积累了宝贵的经验,选择了以上组方严密、疗效卓著的经方、名方配成方对。同时,其结合现代药理研究,证实了六味地黄丸、生脉散、二至丸等均有免疫调节作用,对人体有良好的影响。说明这些方对的运用,既符合传统辨证施治的用药原则,其作用机制又为现代药理研究所证实,反过来又为指导临床用药提供了新的科学依据。双处方在慢性疾病应用中显现了其独特的优势,能全面照顾病机,可以兼顾新病久病,在一定程度上缩短了治疗周期,是值得推广并进一步探讨的治疗方法。但在应用中要注意两首方子的拟定在治法、用药上避免出现各自独立,甚至互相矛盾的局面,应当互相配合,互相呼应,丝丝入扣,才能发挥更好的疗效。

【案 12】

温胆汤加味——身半以下畏寒案

刘某,女性,62 岁。

患者因“畏寒 20 余年”于 1993 年 5 月 13 日前来就诊。患者 20 余年前无明显原因出现从双下肢足底至膝关节处畏寒,继之延及腰背,逢下午 18 时至 19 时发热,但体温测量正常,伴口苦思热饮,头昏,纳眠二便均可,舌质淡红,苔薄黄腻,脉弦滑。查患者门诊病历手册,前医曾拟桂枝汤、桂附理中汤等温中散寒类药物治之,罔效。处理:温胆汤加味,即竹茹 5g,枳实 12g,法夏 5g,陈皮 12g,茯苓 25g,甘草 3g,茵陈 30g,杏仁 12g,蔻仁 20g,厚朴 12g,通草 12g,滑石(包煎)18g,3 剂。

患者服完 3 剂后,头昏除,畏寒发热微,余症明显减轻。再继服原方 10 剂后病愈。

按:此为临床常见,但辨证、治疗又颇感棘手的寒热错杂案,孟如教授从中医整体观念出发,根据四诊所得,审证求因,认为此乃因肝胆经脉相互络属,互为表里,湿热蕴结肝胆,正邪交争,疏泄失职,气机郁滞,痰热内扰,即肝胆郁热所致,治宜清热化痰,疏肝利胆解郁,故奏效矣。

温胆汤加味——四肢麻木案

王某,女性,31 岁,因“四肢麻木 1 月余”于 1992 年 11 月 19 日前来就诊。

患者 1 月前因工作受挫后精神紧张,复逢疲劳后致四肢麻木,口干苦,夜寐不安,经查心、脑电图,肝、肾功后均正常,服过中西药物(具体不详),未效。现四肢麻木伴乏力,头痛,鼻腔干涩,肩臂疼痛,大便时干时溏,小便正常,纳眠均可,舌质淡红,苔薄白,脉弦滑。查 BP16/10kPa,T36.7℃,既往月经每次提前 5~6 日,色黑有块,经至时少腹痛。处理:温胆汤加味,即竹茹

5g,枳实 12g,法夏 15g,陈皮 12g,茯苓 25g,甘草 3g,生龙骨 30g,生牡蛎 30g,郁金 12g,川芎 12g,炙远志 12g,葛根 20g,蔓荆子 12g,5 剂。患者服完 5 剂后,四肢麻木大减,头痛仅以双侧太阳穴处为显,余症悉除。拟丹栀逍遥散加减(3 剂)善后,调之而愈。

按:此例非器质性病变引起的肌肉麻木案,临床常见而难治。孟如教授认为此乃情志所伤,肝郁化火生痰,痰注经络,经气不通。又"气为血帅,血为气母",渐之,则气病及血,气滞血瘀,而致诸症产生。治宜化痰解郁为主,活血化瘀作辅,故效显矣。

温胆汤加味——幻听、幻觉

杨某,女性,13 岁。

患者因"出现幻听、幻觉 3 月余"于 1991 年 11 月 20 日前来就诊。患者 3 月前因中考成绩受挫后出现幻听、幻觉,注意力不集中,烦躁易怒,头昏而前往昆医附一院诊治,经查神经系统无异常,未见心脑系统疾患而转中医治疗近 3 月,收效不显。即查舌象舌质淡红、苔薄白微腻,脉象弦滑微数。处理:温胆汤加味,即竹茹 5g,枳实 12g,法夏 15g,陈皮 12g,茯苓 25g,甘草 3g,生龙骨 30g,生牡蛎 30g,炙远志 12g,紫丹参 15g,石菖蒲 10g,郁金 10g,酸枣仁(冲)15g,葛根 15g,3 剂。患者服完 3 剂后,幻听、幻觉消失,烦躁易怒、眠差、头昏稍减。再以原方加减 5 剂后告痊愈。

按:《三因极一病证方论》曰:"七情忧乱,郁而生痰。"本例情志不遂则肝气失之条达,气机逆乱,气郁风动,风痰上蒙脑窍所致。治宜豁痰开窍,祛风解郁,镇惊安神。故收效甚佳。

温胆汤加味——腹中气上窜

张某,女性,60 岁。

患者因"腹中气上窜 3 年"于 1991 年 11 月 20 日前来就诊。患者 3 年前因与丈夫吵架后出现腹中气上窜,胸胁酸胀,下腹、少腹均感胀满不适,呃逆,口干时苦,鼻腔干燥,烦躁易怒,头痛如裂。既往病史:①肝轻度肿大,②慢性胆囊炎。舌质淡、苔薄黄微腻,脉弦滑。3 年来患者服过大量中、西药物无效。处理:温胆汤加味,即竹茹 5g,枳实 12g,法夏 15g,陈皮 12g,茯苓 25g,甘草 3g,生龙骨 30g,生牡蛎 30g,旋覆花 12g,葛根 30g,烧神曲 30g,山楂 15g,6 剂。患者服完 6 剂后,腹中气上窜已微,呃逆、腹胀已除,烦躁易怒、头痛如裂稍减。再以原方合逍遥散加减继服 15 剂后而告痊愈。

按:该例因肝主升发,胃主下降。怒则伤肝,肝郁化火,横逆犯胃,则气机升降失调;肝郁化火,灼液为痰,痰湿中阻,运化失职,升降失常,故诸症迭现。治宜和胃降逆止逆,疏肝理气解郁。故取效甚佳。

温胆汤,这一宝贵经方,对中医临床工作者而言,可谓熟悉至深,但多数医者用之,难免显得囿于一般。孟如教授经过多年活用经方的临床实践经验,创造出的运用温胆汤等这"一方多治"的诊疗体系,可以说,就当今临床常见而中西医均诊断不明的疑难病症而言,提供了一种新的有效的解决思路和处理方法。

第五节 常用治疗痹证方

痹证是由于风、寒、湿、热等外邪侵袭人体,闭阻经络、气血运行不畅导致的,以肌肉、筋骨、关节发生酸痛、麻木、重着、屈伸不利,甚或关节肿大、变形等为主要临床表现的病症,结合现代医学,相当于现在的颈椎病、骨关节炎、类风湿关节炎等疾病。

一、上肢痹

上肢痹泛指肩、肘、腕、掌指、指关节等的酸痛、麻木、重着或灼热刺痛、局部关节活动受限,多见于中老年人、多病程长、缠绵难愈。孟如教授认为,此病多因长期劳累,或久病之后,气血亏虚、肝肾不足、卫外不固,复外感风、寒、湿之邪,致局部气血凝滞、筋脉失养、不通则痛。治则:益气和营、祛风除湿。方药:蠲痹汤加木瓜、伸筋草、桑枝,恶寒明显加制附片、细辛,局部刺痛明显加川芎、乳香、没药。

蠲痹汤出自《百一选方》,由黄芪、羌活、防风、赤芍、当归、姜黄、炙甘草组成,有益气和营、祛风除湿之功效,为治痹良方。伸筋草、木瓜为舒筋活络要药,桑枝为通利上肢关节引经要药。关节局部冷痛明显,则加制附片补火助阳,散寒止痛;细辛温经散寒,祛风止痛。刺痛明显加川芎、乳香、没药,活血化瘀、止痛。如气虚明显,见恶风怕冷、汗出、手足发凉、易感冒,肩、肘、腕、指关节酸重疼痛等症,多以玉屏桂枝汤合麻杏苡甘汤化裁,药用黄芪、白术、防风、桂枝、杭芍、生姜、大枣、炙甘草、麻黄、杏仁、苡仁、粉葛。其中,玉屏风散出自《丹溪心法》,由黄芪、白术、防风组成,功能益气固表,多用于自汗、易感风寒。桂枝汤出自《伤寒论》，方由桂枝、杭芍、生姜、大枣、炙甘草组成，功能解肌发表、调和营卫，多用于风寒客表，营卫不和。麻杏苡甘汤为《金匮》方，由麻黄、杏仁、苡仁、甘草组成，有祛风除湿、舒筋止痛之效。葛根有生津舒筋，通络止痛之功，全方共有益气祛风、除湿通络、舒筋止痛之功。

二、骨关节炎

骨关节炎多发于中老年人，是一种与年龄有关、骨与关节退行性改变的疾病。其表现为骨关节的骨或软骨出现异常增生的一种状态。病变部位以负重的颈、腰、膝关节及跟骨为主，可引起关节的疼痛、肿胀、变形。孟如教授认为：肾主骨生髓，骨关节炎的病变主要因为年高体衰、脏腑功能的自然衰退，或先天肾气不足，或久病之后，肾精亏虚、骨髓不充，骨失所养而发生退变。在五行中肾水为母，其子为肝木，因此，骨关节炎的治疗，主要是补益肝肾、填精壮骨、祛风除湿，方选金刚丸合骨质增生丸，药用萆薢、杜仲、牛膝、菟丝子、熟地、骨碎补、肉苁蓉、鹿衔草、鸡血藤膏、淫羊藿、莱菔子。

金刚丸出自《杂病源流犀烛》，由萆薢、杜仲、牛膝、菟丝子组成，功能祛风湿、强腰健肾。骨质增生丸为现代医家之验方，由熟地、骨碎补、肉苁蓉、鹿衔草、鸡血藤、淫羊藿、莱菔子组成，功能补肾填精，通络止痛。如肢倦神疲，面色少华，腰膝酸痛，舌淡、苔白、脉细弱等症，属气血不足、肝肾亏虚，宜在祛风散寒除湿的同时，加入补益气血、滋养肝肾之品，方选独活寄生汤加减。独活寄生汤出自《备急千金要方》，方中以独活、防风、秦艽、细辛、桂心祛风除湿、散寒止痛，人参、茯苓、甘草、当归、川芎、地黄、芍药补益气血，杜仲、牛膝、桑寄生补养肝肾。

三、类风湿关节炎

类风湿关节炎是一种以关节滑膜慢性炎症为特征的自身免疫性疾病，其主要病变发生在滑膜，累及关节软骨、韧带、肌腱及全身组织，引起全身关节肿痛、继而软骨破坏，关节间隙变窄，晚期关节畸形，功能活动障碍。本病以肝、肾、脾虚为本，湿滞瘀阻为标，临床多虚实互见。

1. 外寒内热型

本型症见恶风怕冷，周身疼痛，多关节疼痛，口干思饮或不欲多饮，烦躁、寐不安，舌质红，苔薄白略腻，脉细等症。治则：祛风散寒，兼清里热。方药：连翘败毒饮化裁。

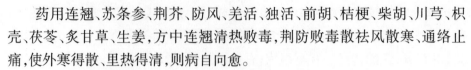

药用连翘、苏条参、荆芥、防风、羌活、独活、前胡、桔梗、柴胡、川芎、枳壳、茯苓、炙甘草、生姜,方中连翘清热败毒,荆防败毒散祛风散寒、通络止痛,使外寒得散、里热得清,则病自向愈。

2. 寒邪较盛型

本型症见肢体关节疼痛较甚,多有肿胀,遇冷加重,得热痛减,关节难以屈伸,舌淡,苔薄白,脉弦紧。治则:温经散寒,祛风除湿。方药:三乌麻杏苡甘汤合桂枝汤加减。

方中三乌由制川乌、制草乌、制附片三味,能温阳散寒、温经通络、除湿止痛,功效卓著,因其毒大,用量应适量,一般各 30g,先煎 2 小时去毒性。麻杏苡甘汤为《金匮》方,由麻黄、苡仁、甘草、杏仁组成,具有祛风除湿、宣痹舒筋之效。桂枝汤出自《伤寒论》,由桂枝、杭芍、生姜、大枣、炙甘草组成,有解肌发表、调和营卫之功。

3. 热毒炽盛型

本型症见关节疼痛,局部灼热红肿,痛不可触,常伴发热,口渴,舌红,苔黄燥,脉滑或数。治则:清热通络,祛风除湿,宣痹舒筋。方药:四妙丸合白虎桂枝汤。

四妙丸源于《成方便读》,由苍术、黄柏、牛膝、苡仁组成,具有清热利湿、宣痹舒筋之功。白虎桂枝汤出自《金匮》由白虎汤加桂枝组成,白虎汤由石膏、知母、粳米、甘草组成,功能清热除烦,养胃生津;桂枝疏风通络。可加姜黄、威灵仙活血通络、祛风除湿。皮肤有红斑者,可加丹皮、栀子、赤芍等凉血散风。

4. 风邪偏盛型

本型常见关节肌肉肿胀、游走疼痛,局部触之发热,或触之不热,但自觉发热,筋脉拘急,肢体关节屈伸不利,苔薄白,脉浮。治则:祛风除湿,散寒止痛。

方药:桂枝芍药知母汤合蠲痹汤化裁。桂枝芍药知母汤出自《金匮》,由桂枝、杭芍、甘草、麻黄、生姜、白术、知母、防风、附子组成,有祛风除湿,散寒止痛之功。蠲痹汤出自《百一选方》,由羌活、防风、姜黄、当归、赤芍、黄芪、炙甘草组成,具益气和营、祛风除湿之功效。两方合用,气血得充,走窜痹痛可除。

5. 脾肾两虚型

本型症见久病之后,面色不华,少气懒言,神疲肢软,面浮肢肿,脘腹胀满,纳呆便溏,腰膝酸软疼痛,甚则难以坐卧,头晕耳鸣,舌淡苔白,脉沉细。治则:健脾益气、补肾利水。方药:木防己汤合《济生》肾气丸加减。

木防己汤为《金匮》方,由木防己、石膏、桂枝、人参组成,具有益气补虚、清热利水之功。济生肾气丸由熟地、肉桂、制附片、牛膝、怀山药、山茱萸、泽泻、茯苓、丹皮、车前子组成,功能温壮肾阳、利水消肿。气虚明显者可加入生脉散。生脉散出自《内外伤辨惑论》,由人参、麦冬、五味子组成,功能益气滋阴、养心生脉。

四、验案赏析

【案】

患者江某,男,27岁,职工,初诊日期:2005年4月28日,患者一月前不明原因全身多关节疼痛,活动不利,遂到省人民医院诊治,化验示:血沉:42mm/h,抗"O":>200U/L、C反应蛋白:12mg/L(+)、RF:(+)ANA:(+)1:1 000,确诊为类风湿关节炎。

来诊时症见:全身多关节疼痛,尤以双手指、足趾为甚,恶寒发热,时鼻流清涕,偶咳,痰黄稠质粘,量少难咯,纳尚可,二便可,舌质淡,苔薄黄,脉浮。

诊断:痹证——外感寒湿,内有郁热。

治则:祛风解表,兼清里热。

方药:连翘败毒饮。连翘25g,荆芥15g,防风15g,柴胡15g,羌活12g,独活12g,枳壳15g,茯苓15g,甘草3g。每日服1剂,连服5剂。

2005年5月3日二诊:诉全身多关节疼痛减轻,感双手、双足趾关节、右膝关节微肿疼痛,右膝关节灼热感,活动欠利,易汗出,舌淡红、边有齿痕、苔薄白,脉弦细。

诊断:痹证——气阴两虚、湿热内盛。

治则:益气养阴,育阴清热,祛湿止痛。

方药:

方一　黄芪15g,防风15g,川芎12g,归尾15g,赤芍15g,细辛3g,生地15g,黄芩12g,甘草3g,牛膝15g,伸筋草12g。

方二　焦黄柏12g,苍术15g,苡仁30g,牛膝20g,厚朴12g,陈皮12g,桑寄生30g,甘草10g,伸筋草12g,木瓜12g,杭芍15g,石枫丹15g。上两方每方服1剂,交替服用,每日服1剂。

2005 年 8 月 11 日三诊,患者诉服上两个方剂效果好,能控制病情,3 个月来,因到外地出差,故以上两个方剂反复交替服用,全身多关节疼痛明显减轻,偶感双手指、双足趾大小关节疼痛,易汗出,纳可,眠可,二便调,舌淡红,苔薄白,脉细,复查血沉、抗"O"、C 反应蛋白正常,ANA(弱阳)1:100、RF(+)。

诊断:痹证——气血不足,肾精亏虚。

治则:益气养血,补肾填精,通络止痛。

方药:

方一 玉屏风散合蠲痹汤:黄芪 25g,白术 15g,防风 15g,归尾 15g,赤芍 15g,川芎 15g,姜黄 15g,甘草 3g。

方二 骨质增生丸加味:生地 15g,骨碎补 15g,肉苁蓉 15g,鸡血藤膏 30g(兑服),鹿衔草 15g,莱菔子 15g,淫羊藿 15g,苡仁 30g,木瓜 15g。两方交替服用,每日服 1 剂,以巩固疗效,随访一年余病情未加重或复发。

痹证主要是由于素体虚弱,正气不足,腠理不密,卫外不固等内因,复因感受风、寒、湿、热之邪所致,多具有气血不足,肝肾亏虚,风寒、湿热之邪痹阻的基本病机特点,多为本虚标实。在正邪交争的过程中,常表现为虚实夹杂、寒热错杂之象,孟如教授治疗风湿性疾病,疗效显著。

第六节 "活血化瘀"与自身免疫病

自身免疫病临床以系统性红斑狼疮、类风湿关节炎、硬皮病、重症肌无力等较为常见。由于这类疾病的病情复杂多变,病程迁延反复,根据中医"久病必伤血络""久痛必有瘀"等观点,分析认为这类疾病存在着不同程度的瘀血病机,这从实验室有关资料和临床症状及体征方面的改变可得以证实。从临床实验室的有关资料来看,这类疾病中有微循环障碍、血液流变学异常(血液黏稠度增高)、组织学的病理改变等;从临床症状和体征来看,这类疾病患者多见皮下紫斑,或肢体关节的固定性疼痛,或月经紊乱甚或闭经,或面、唇、齿龈紫黑,舌质紫黯或舌体瘀斑、瘀点,脉涩或结、代等一系列血瘀证表现,以此作为活血化瘀药的客观用药依据。

孟如教授对自身免疫病的中医药治疗具有独到之处,其中对活血化瘀药的运用较具特色。

一、系统性红斑狼疮

本病以皮肤损害,肾脏损害为主,可累及全身多个系统。孟如教授认为其病机以阴阳气血失调为本,热毒炽盛为标,而以肾阴不足、肺脾亏虚为基本病机,并可阴损及阳,兼夹热、瘀、痰、湿等,属本虚标实证,在其病变发展的各个阶段上均可能出现不同程度的血瘀证表现。孟如教授在中医辨证论治的基础上配伍运用活血化瘀药治之而获良效。

1. 滋阴益气,活血化瘀

以反复颜面或肢端皮肤出现红斑皮损为主者,多属气阴两虚,热伤血瘀,故以滋阴益气、清热凉血、活血化瘀为主。在滋肾养阴益气之生脉二至六味汤基础上,配伍活血化瘀之生地、赤芍、丹皮等及清热凉血解毒之水牛角、白茅根、连翘、山栀等治之,临床治疗效果明显。

以肾脏损害、蛋白尿及腰痛或浮肿为主而属气阴两虚、瘀热互结者,治以滋肾养阴益气、活血化瘀、清热解毒,在滋肾养阴益气药基础上,配伍活血化瘀之益母草、丹参、泽兰等及清热解毒、凉血止血之大蓟、小蓟、白茅根、紫花地丁、败酱草、蒲公英等;浮肿明显者配以五苓散或防己黄芪汤等加减治之,临床取得较好疗效。

2. 祛风除湿,活血化瘀

本病中以关节疼痛症状为主,属风湿热痹者,可用此法治之,即祛风除湿清热药配伍活血化瘀之归尾、赤芍、川芎、姜黄、牛膝等及补肾壮骨之桑寄生、续断、杜仲等,临床治疗此型患者,症状均得以明显缓解。

3. 化痰清热,活血化瘀

本病伴有精神症状及关节处皮下硬节疼痛甚者,多为肝肾不足、痰瘀互结为患所致,予急则治标痰瘀同治为主,用化痰清热之温胆汤配伍活血化瘀之桃红四物汤、丹参、姜黄等及祛风通络之荆芥、防风、僵蚕、蝉衣等加减治之。

二、类风湿关节炎

本病是以对称性关节肿痛、晨僵、变形、功能受限为特征的慢性全身性病证。肝主筋,肾主骨,关节的正常功能活动与精气血的濡养有关。孟如教授认为其病机以肝肾亏虚、气血不足为本,风寒湿热邪夹瘀痹阻为标,临床上除辨证分型给予补肝肾、壮筋骨、益气血,兼祛风散寒除湿或祛风清热除湿等治则治疗外,活血化瘀、通络止痛也是本病治疗中的基本法则之一。因风寒湿邪痹阻日久易化热,临床中肝肾不足、湿热夹瘀痹阻证多见,故在滋补肝肾、清热利湿的同时给予活血化瘀、通络止痛的治疗尤为重要。

孟如教授在本病治疗中较常用的活血化瘀药有土鳖虫、当归、赤芍、丹参、制乳香、制没药、姜黄、牛膝、鸡血藤膏等,有时加广血竭、桃仁、红花等。其中,土鳖虫具活血搜风、通络止痛之效,对类风湿关节炎后期之关节肿痛畸形、活动受限有明显止痛作用,对改善关节症状起到一定作用。最常用的有效经验方为骨质增生丸合四妙散土鳖虫,或合活络效灵丹。临床用该验方治疗本病数例患者取得很好疗效。

三、硬皮病

本病以皮肤变紧变硬、纤维化、四肢雷诺现象为临床特征,属中医"皮痹"范畴。孟如教授认为本病系因气血不足,卫外不固,外邪侵袭,寒凝肌肤,致经络不通,营卫失和,气血瘀阻而成,而阳气不足、血瘀为患是其病机特点。以气血不足、脾肾阳虚为本,寒凝肌肤、脉络不通或寒热错杂、血脉瘀阻为标,属本虚标实证。临证中常标本兼治,温阳益气、活血化瘀为基本治则,活血化瘀法贯穿于本病的各型治疗中。桃仁、红花、当归、赤芍、川芎、生地、丹参、姜黄、鸡血藤膏等活血化瘀药较常用,临床根据中医辨证加减治之。如肺卫不宣、表寒里热或寒热错杂者,以活血化瘀药配伍九味羌活汤或连翘败毒饮加减;寒凝血瘀者,活血化瘀药配伍当归四逆汤加减;气血不足明显者,活血化瘀药配伍当归补血汤、四君子汤或补中益气汤加减;肝郁血瘀者,活血化瘀药配伍丹栀逍遥散或四逆散加减。临证中,经以上治则治疗的本病各型病例,临床症状、体征和实验室有关检查结果均不同程度得以改善,病情好转甚至缓解。

四、重症肌无力

根据本病临床以虚损为主要表现,累及局部或全身肌肉致疲乏无力,且以眼外肌、吞咽肌及肢体肌肉为好发部位等特点,此症归属中医"痿证"范畴。孟如教授认为其病在脾肾,系脾肾亏虚,亦可挟痰热或瘀血。脾肾亏虚,先后天不足,气血生化乏源,致气血亏虚,而气血相依,气行血行,气虚则运血无力致血瘀,阻滞脉络,可出现一系列血瘀证表现,如血液流变学改变(血黏稠度增高),或月经紊乱,唇舌紫黯,脉细涩等。故本病的治疗除多予益气健脾、调肝补肾外,益气活血通络也是治疗本病的一条有效途径。临证中,曾治疗1例本病伴有血瘀证表现之患者获明显效果,其症状、体征及实验室血液流变学异常指标得以明显改善和恢复正常,病情好转。此即用益气健脾补肾药,配以养血活血通络之桃仁、红花、生地、归尾、赤芍、川芎、丹参、生蒲黄等治之。

五、狼疮性肾炎

狼疮性肾炎是系统性红斑狼疮的重要组成部分。当肾脏损害为系统性红斑狼疮的主要表现时称为狼疮性肾炎。根据临床上表现为浮肿、蛋白尿、血尿、肾功能不全等,主要分为肝肾阴虚型、脾肾阳虚型、气阴两虚型和痰热内阻型四型论治。这四型患者都有蛋白尿或血尿的共同表现,孟如教授认为出现蛋白尿或血尿是有离经之血溢出,离经之血即是瘀血,因此在四型辨证论治的基础上,配合使用凉血化瘀的药物,如益母草、大蓟、小蓟、桃仁、赤芍、丹参等,有利于消除蛋白尿和血尿。此为辨病与辨证结合,配合专病专药的用药方法。

六、妇科癥瘕

癥瘕的发生,主要是脏腑失调,气血失和,因新产、经行不慎,伤于风寒,或情志内伤以致气滞血瘀所致。孟如教授诊治本病多采用理气、活血散结、破瘀消癥之法治疗。多选用四逆散合失笑散再加莪术、鸡内金等药。其中四逆散理气,失笑散祛瘀止痛,莪术配鸡内金则破瘀消癥,消除瘢痕。孟如教授曾治疗一女性患者,因“葡萄胎”行两次清宫术后,仍有腹痛,B超探及左侧附件9.5cm×5.5cm,右侧4.5cm×4.2cm囊性包块,诊为双侧卵巢囊肿,症见患者腹痛拒按,带下色黄有异味,腹部扪及固定块状物,舌暗红,苔薄白,脉细,属癥瘕之气滞血瘀证,治以理气活血,破瘀消癥,用四逆散合失笑散、金铃子散加莪术、鸡内金、王不留行,服药20余剂后,腹痛消失。B超复查双侧附件囊性包块均已明显缩小。

孟如教授在治疗血证时,指出血证有虚实之分,虚为气虚不能固摄而血溢脉外,实证大多因火而起,火热迫血妄行,火热灼伤脉络。另外,阴虚不制阳,虚火妄动亦可灼伤脉络而血溢脉外,故强调在治疗时,宜分清虚实,审因论治为主,辅以对症止血之品。孟如教授强调,血液一旦溢出脉外,离经之血即为瘀血,瘀血既成反过来又影响气血的正常运行,故治疗时应在辨证的基础上适当加入活血之品。

活血化瘀药是以疏通血脉、祛除瘀血为主要作用的药物。在系统性红斑狼疮、类风湿关节炎、硬皮病、重症肌无力等自身免疫病的病变发展的各个阶段多存在有不同程度的血瘀证之症状、体征和实验室客观指标表现。孟如教授以此作为活血化瘀药的客观用药依据,在辨证论治基础上配伍活血化瘀药治疗取得了明显效果。

从现代中药药理研究来看,活血化瘀药具有改善血流动力学,扩张外周血管,增加器官血流量,改善血液黏滞性,防止血小板聚集,抗凝血和促纤溶,改善微循环的药理作用,某些活血化瘀药还通过抗炎作用间接改善血瘀的病理状态。此外,活血化瘀药还能调整结缔组织代谢,阻止纤维细胞的形成,使胶原纤维变细、疏松化、皮肤硬化。其中丹参具有调节血流功能,改善血液循环作用;当归有补血活血作用,能改善患部皮损的血液循环,促使皮损趋于正常等等。所以,活血化瘀药的现代药理研究为自身免疫病中血瘀证的治疗提供了重要的理论依据。

孟如教授临证中善于抓住自身免疫病中血瘀证的基本病机,在辨证施治的基础上给予滋阴益气、活血化瘀,或祛风除湿、活血化瘀,或化痰清热、活血化瘀,或温阳散寒、活血化瘀,或疏肝理气、活血化瘀,或益气养血、活血化瘀等治法,药证相符,辨证准确,使其瘀血得去,新血得生的同时又调整了阴阳气血的平衡。对于活血化瘀药,孟如教授常选用性味平和而润缓之和血、活血药,如当归、丹皮、丹参、生地、赤芍、川芎、红花、桃仁、姜黄、鸡血藤膏、益母草、牛膝等;对破血消瘀、搜风通络的土鳖虫一药亦具独到的用药经验。

第七节　异病同治与杂病

近几年来,孟如教授运用中医异病同治的理论,以滋肾益阴为主,治疗再生障碍性贫血、系统性红斑狼疮、牛皮癣红皮症和舌咽神经痛等疾病,取得了一定的疗效和经验。

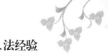

一、辨证论治的中心是证

证是中医对于某一特定疾病状态的病理生理、临床表现和诊断意见的高度概括。在临床上，无论什么病，只要出现同一证，就可用同一方法治疗，即所谓"异病（同证）同治"。在实践中，我们观察到再生障碍性贫血等疾病，在其病程演进过程中，存在着肾阴虚证的共同表现，因而认为"肾阴虚"可能是这些疾病某阶段的主要矛盾，从而把"滋肾益阴"作为这些疾病的基本治疗原则。

中医学上的"肾"，受到历代医家的重视，被喻为脏腑的根基，生命的根本，五脏阴阳调节的中心。在病理上，五脏的损伤，最终将及于肾。而肾虚又可使五脏阴阳失常，故张景岳说："无论阴阳，凡病至极，皆所必至，总由真阴之败耳。然真阴所居，惟肾为主。盖肾为精血之海，五脏之本，故肾水亏则肝失所滋而血燥生，肾水亏则水不归源而脾痰起，肾水亏则心肾不交而神色败，肾水亏则盗伤肺气而喘咳频，肾水亏则孤阳无主而虚火炽。余故曰，虚邪之至，害必归阴。"五脏之伤，穷必及肾的功能，包括了现代医学的神经体液调节功能。因此，对于临床表现出"肾阴虚"的再生障碍性贫血等疾病，采用"滋肾益阴"法调整肾的阴阳平衡，则有可能使紊乱了的神经体液调节机能趋于正常，恢复人体内在环境的恒定，从而促使罹病器官的组织结构和机能代谢的改变恢复正常。

二、临床案例

（一）再生障碍性贫血

再生障碍性贫血系红骨髓显著减少，造血功能衰竭而引起的一组综合病症。它以进行性全血细胞减少，体表及内脏出血和反复感染为主要临床表现。中医学中无"再障"病名，但从其临床表现和病程演进来看，属"虚劳""亡血"范畴。其病理变化以肾虚为主。肾主骨，骨生髓。本病的产生和发展，源于肾阴虚，骨不生髓，进而阴损及阳，阴阳两虚，最终的结局是阴绝阳离。因此，滋肾益阴、补骨生髓，应当是治疗本病的基本法则。本病的中晚期，阴损及阳，应兼补肾阳。

【验案】

李某，男性，17岁，学生。因反复鼻出血、牙龈出血，全身皮肤黏膜广泛出血3个月，发热，扁桃体化脓20天，全血细胞性贫血和极度乏力、心悸、头眩,经某医院检查诊断为"再障",于 1972 年 12 月 8 日住院治疗。同年 12 月 19 日请中医会诊治疗,检查:体温 38.6℃,一般发育佳,颜面苍白,口腔黏膜、舌及全身皮肤广泛出血,针尖大至绿豆大,两下肢及腹股沟部出血点融合成片,咽喉部充血,扁桃体肿大,有脓点,血压 174/80mmHg,心界不扩大,心尖搏动较强,心律齐,心率 108 次 / 分,心尖区可闻二级吹风样杂音。肝脾不大,余无阳性发现。血常规 RBC:180 万 /mm^3,Hb:5g,WBC:2 250/mm^3,PLT:1.8 万 /mm^3。骨髓象:三系列细胞均减少,巨核细胞系统突出,血小板很少见,巨核细胞罕见,符合"再障"。中医辨证论治:面色苍白,心悸乏力,行动气急,头晕目眩,腰膝酸软,潮热汗多,口舌干燥,渴饮不多,咽喉肿痛,溺多而黄,鼻龈出血,皮肤及黏膜广泛出血,脉细数无力,两尺尤甚,舌瘦尖红,病属虚劳亡血,证属肾阴不足,水亏火旺,迫血妄行。治当滋肾益阴、潜阳摄血为主,佐以清热凉血。

处方:阿胶、龟板、玄参、麦冬、山萸肉各 25g,白茅根、生地、牡蛎、藕节、黄芪各 40g,丹皮 10g,焦栀子、杭芍、槐花各 15g。每日 1 剂。

治疗经过:上方服 5 剂后,鼻出血止,全身出血基本控制,体温恢复正常。以上方加减治疗至 1973 年 3 月 17 日,除偶有牙龈出血外,其余临床症状均获缓解。血常规 RBC:351 万 /mm^3,Hb:9.2g,WBC:4 600/mm^3,PLT:4.4 万 /mm^3,血压:134/80mmHg。此后即改以滋肾益阴为主,以阿胶、生地、麦冬、山萸肉、山药、女贞子、黄芪等药为基础方,随证加减治疗至 1973 年 9 月,临床症状基本消失,血象持续上升,患者于 1974 年 1 月 9 日出院,继续中医治疗。截至 1974 年底以前,全部临床症状消失,患者已能参加正常劳动学习。

【验方】

"再障"基础方:阿胶、生地、山药、麦冬、女贞子、山萸肉、黄芪。主要加减法:阴虚阳亢加龟板、牡蛎;血热妄行加栀子、白茅根、藕节、槐花;汗出心悸重用山萸肉,加龙骨、牡蛎、浮小麦;感染发热加地骨皮、金银花或板蓝根;头痛眩晕加葛根;咳嗽痰多加芦根、苏子、炙枇杷叶、马兜铃;阴损及阳加肉苁蓉、巴戟天、太子参、制首乌、鹿角胶、紫河车、人胚胎粉。

患者住院期间共输血二次 300ml,服泼尼松 6 周,平时服用维生素 B$_4$、维生素 C 族等,未使用其他药物。

(二)系统性红斑狼疮

系统性红斑狼疮为一结缔组织疾病。除有皮肤损害外,尚可累及肾、心、肝、脾等内脏器官,其症状表现多种多样,但在整个病程演进中,常有心悸头眩、潮热盗汗,耳鸣失眠,五心烦热,腰膝酸软,足跟疼痛,月经失调,小便短赤,大便干结,舌红少苔,脉象细数等肾阴亏损的见症。治疗原则以滋阴补肾为宜。

【验案】

周某,女性,21岁,社员。面颊部及上、下肢对称性红斑,下肢关节肿痛2年,加剧半年,卧床不起,反复持续高热,鼻出血,心悸,气急,于1974年4月11日经云南中医药大学附属医院检查,诊断为"亚急性播散性红斑狼疮",由中医治疗。

检查:体温39.5℃,重病面容,极度消瘦,贫血貌,面颊及上下肢外露部分见有对称性水肿性紫红色红斑,下肢广泛小出血点,有的融合成片,压之不退色。咽扁桃体Ⅰ°肿大,未见炎性征象。双肺呼吸音清晰。心尖搏动弥散,可触及舒张期"猫喘",心界向左扩大达腋前线,心律齐,心率120次/分,二尖瓣区第一心音亢进,收缩期、舒张期均有杂音,肺动脉瓣区第二心音亢进。腹部可见显露之静脉,以右侧更显。肝大,肋缘下二横指,表面光滑,质稍硬,边缘清楚。脾大,肋下三横指。双下肢凹陷性水肿。神经系统未见特殊。血象:WBC:3 600/mm^3,RBC:233万/mm^3,Hb:4g,血沉:135mm/h,PLT:16万/mm^3,未检到狼疮细胞。尿常规:蛋白(+),白细胞少,江细胞少。骨髓象正常。肝功能:白蛋白/球蛋白=4.9/3.5。

中医辨证论治:病久体虚,卧床数月,腰膝酸软,下肢肿痛,步履艰难,皮肤发斑,灼热疼痛,咽干口燥,发热盗汗,夜间尤甚,心悸头眩,咳喘痰稠,大便干结,夜不能寐,脉象虚数,舌红苔腻。证系肾阴虚损,水亏火旺,五脏失养所致,治宜滋肾益阴为主,兼顾余脏。方用二至丸、生脉汤加减。

处方:女贞子、生地、太子参、黄芪、白茅根、生牡蛎各30g,旱莲草、龟板、麦冬、炙黄精、益母草各15g,葶苈子、五味子各10g。

治疗经过:上方服10剂后,热势告退,下肢水肿已除,皮下出血渐次消散,红斑减少,心率100次/分,其余临床症状均有好转。继续以原方加减治疗至1974年6月底,临床症状大部缓解,已能自己乘车从郊区来昆明诊病。1974年6月22日血象:Hb:7.5g,WBC:4 700/mm^3,血沉17:mm/h。尿常规:蛋白(++),余(-)。截至1974年底,患者全部临床症状均有缓解,精神佳,面色转红,出血斑及红斑消退,下肢留下暗褐色痕迹。可担任一般的家务劳动。1974年10月14日血象:Hb:10.5g,WBC:7 200/mm^3,血沉:12mm/h,尿蛋白(+),余(-)。1975年3月29日复查:Hb:11.5g,WBC:5 300/mm^3,PLT:8.4万

/mm³,血沉:10mm/h,临床症状完全缓解。肝:右肋下缘刚可触及,脾扪不到。超声检查:肝脾正常。

(三)舌咽神经痛

舌咽神经痛主要表现为咽部及颈部阵发性闪电样、钻刺样剧烈疼痛,甚至因此晕厥,进食及饮水均可诱发或加剧,呛咳,食物或水由鼻腔喷出,说话鼻音。本例患者始终以肾阴虚为本,故以滋肾益阴论治。

【验案】

李某,男性,57岁,工人。诉1966年8月开始,自认为鱼刺入咽喉,钻刺样鲠痛,以后疼痛连及左颈部,呈闪电样发作性剧烈疼痛,痛剧则全身抽搐昏厥倒地,常因咳嗽、吞咽、饮水、进食而加重。至1972年5月,疼痛更加剧,2~3分钟发作一次,说话变音,吃饭喝水常打呛、咳嗽,致水从鼻中流出。经某地区医院转往云南省第一人民医院,诊断:"左侧舌咽神经痛"。同年4月转往某地区人民医院,因发作剧烈,又转昆明要求手术治疗,因患者年老体弱,手术危险性大,于同年10月12日转由中医治疗。

检查:慢性病容,苍老消瘦,耳鼻咽腔未发现异常,双侧视力差。眼底呈近视眼底改变。左侧面部痛觉减低,触觉减退,鼻唇沟对称,左侧舌部感觉减退,伸舌偏左,左侧软颚处有触痛点,左手指鼻共济差。颅底摄片未见骨质破坏与增生现象。

中医辨证论治:患者年老体虚,肾虚而水不涵木,虚风内动,故咽颈疼痛,形如闪电,状如刀割,眩晕昏厥,头重脚轻,如乘舟车,四肢麻木;肾阴虚则左耳重听,视物昏花,语謇变音,吞咽不利,腰膝酸软,行动乏力,少寐多梦,大便干结,舌红苔腻,脉沉弦细,两尺不及。法当滋肾益阴以治其本,息风止痛以治其标。

处方:肉苁蓉、制首乌各25g,玄参、刺蒺藜、生龙骨、牡蛎各20g,钩藤15g,天麻、僵蚕、地龙各15g,甘草5g。

治疗经过:服上方3剂后,即觉语言清晰,疼痛减轻,睡眠增进,继续以原方加减服药至1972年11月14日,全部临床症状缓解,改用香砂六君汤加首乌、天麻、钩藤、全蝎、蝉蜕巩固调理。患者于1973年1月返回原籍,至今未曾复发。

(四)红皮症

常见的有牛皮癣红皮症(银屑病性红皮症),毛发红糠疹红皮症和鱼鳞癣红皮症。临床表现以全身广泛性皮疹融合成片,鲜红色,伴有大量糠秕样脱屑,奇痒畏热,烦躁少寐,咽干口燥,腰膝酸软,头目昏眩,舌红瘦少苔,脉沉细数。证属阴虚血燥,治疗以滋肾养阴、润燥祛风为主。

【验案】

李某,男性,13 岁,工人。11 岁起患牛皮癣,曾加重二次,经住院治疗缓解。此次发作于 1973 年 1 月,先从头部发生圆形脱屑性皮疹,同年 4 月,涂不详软膏,皮疹即脱屑,流黄水,其后即发生密集之红斑,逐渐融合成大片状,布满整个胸、腹、背、颈及上下肢,有瘙痒及紧束感,因门诊治疗无效而于 1973 年 8 月 22 日住院治疗。入院诊断:弥漫性银屑病续发剥脱性红皮症。入院后经用激素(泼尼松最大剂量 60mg/ 日)、氨基叶酸(白血宁)以及维生素等,配合中药驱风散、升麻葛根汤等治疗 6 月余,病情不见好转,停用激素之后,皮疹更加严重,扩展至全身而无一处好皮。遂于 1974 年 2 月 25 日转中医治疗。

检查:营养发育尚可,血压 110/70mmHg,心肺未见异常。皮肤表现:全身皮肤均系皮疹融合之红斑,呈鲜红色,有大量糠秕样脱屑。部分皮疹有硬脂斑现象,两前臂及面部有圆形脱屑皮疹,指甲部无改变,黏膜、毛发正常。肝功能、尿常规、血钠、钾、氯化物及血沉均在正常范围。心电图、胸透无异常。

中医辨证论治:鲜红皮疹,大量糠秕脱屑,奇痒难忍,为血燥生风之象。本病迁延日久,畏热喜凉,五心烦热,头目眩晕,腰膝酸软,少寐多梦,大便干结,时鼻出血,舌红绛瘦小,唇赤如朱,脉象细数,系肾阴不足,水亏火旺。然风之象源于血燥,血之燥源于肾阴亏。故治疗当本滋肾益阴、养血润燥,兼以清热祛风。

处方:生地 30g,玄参 25g,麦冬、丹皮各 20g,赤芍、紫草、槐角 15g,蜂房、刺蒺藜、蝉蜕、川军、焦栀子各 10g。

治疗经过:上方加减服 15 剂,瘙痒减轻,脱屑减少,大便通畅,但红斑如故,仍烦热少寐,时时鼻出血,于 1974 年 3 月 16 日改用六味二至丸加减。

处方:生地 30g,女贞子、旱莲草、丹皮、山萸肉、山药、地榆、赤芍、红花各 20g,蜂房、刺蒺藜、蝉蜕各 10g,蜈蚣 3 条,全蝎 5g。

上方服 9 剂后,临床症状渐次减轻,皮疹逐渐消退,先从颜面皮肤开始恢复正常,然后上肢、躯干恢复正常,服药至 5 月中旬,全身皮疹已基本消退,恢复正常肤色,观察至 6 月上旬无反复,于 1974 年 6 月 11 日出院。

辨证论治的思想,是以证为根据,主张同病异治,异病同治,不过分强调疾病的特异性原因,其治疗措施是从机体的统一性和整体性及其疾病发生发展的一般规律出发,采用补虚泻实、祛邪扶正的各种措施,打断疾病发展某些过程中恶性循环的因果转化链,增强机体的抗病性生理反应,加强机体的防御、适应、代偿机能,消除各种损伤、障碍现象,纠正机体的阴阳失调,异常亢奋、减弱或异常综合的机能和代谢恢复正常,这就有可能制止疾病的发展,促进机体的康复。上述 4 例不同疾病,因为都有肾阴虚损的证象,采用滋肾益阴法则之后,随着肾阴虚的缓解,各种临床症状和体征亦随之消失。

第三章　临证治验

第一节　红斑狼疮

一、系统性红斑狼疮

系统性红斑狼疮是自身免疫性疾病,其病变常致多系统、多器官的损害,尤以皮肤、肾脏损害最为常见,亦可累及血液系统、神经系统等。孟如教授在近50年的临床诊疗中积累了丰富的经验,尤擅长中西医结合诊治自身免疫性疾病如系统性红斑狼疮,并逐渐形成了自己独特的临床诊疗思路及思辨规律。

系统性红斑狼疮的中西医结合临床研究内容多是病证结合与专病专方。在病证结合方面,其证型和方药虽有不同,但西医病名诊断,中医辨证论治诊疗思路相同。由于 SLE 和其他疾病相比,具有多个器官、系统损伤,临床表现形式多样、复杂多变,笼统地以西医的一个病和几个中医辨证论治证型的方法很难概其全貌。

SLE 病情复杂,病势沉重,急性期必须中西医并重,常以西医激素治疗为主,疾病发展呈发作—缓解—复发—缓解的慢性迁延形式。由于各种因素的影响,单纯西医治疗很难理想地控制病情,而在激素递减的过程中,病情常易发生反跳现象,进一步加重机体自身的损害。孟如教授经过多年的临床实践,探索出了一条治疗 SLE 方法,通过积极的中医药治疗,能有效控制病情的发展,减轻疾病对自身脏腑的侵害,改善患者生存质量。

中医学中没有 SLE 这一病名,根据多数患者常有发热、面部红斑、腰痛、血尿、皮下紫癜、神疲乏力、心悸气短、脱发、闭经等全身脏腑失调、气血阴阳亏损的临床特征,一般将本病归于中医学中"热毒发斑""日晒疮""血证""虚劳""红蝴蝶疮"等病范畴。本病临床表现复杂,累及全身各脏器,多见于年轻女性。孟如教授认为女子以血为本,而女子经、带、胎、产、乳等生理活动均易耗伤阴血,造成素体阴虚火旺,易于感受热毒之邪,故本病的发生,在内以阴阳气血亏虚、脏腑功能失调为主,在外与热毒侵袭有关,多由热毒内蕴脏腑,外犯肌肤而发病。在急性发作期多见到热毒炽盛的表现,患病日久则由于火热之邪耗损肝肾之阴而出现肝肾阴虚之证,同时火热之邪既可耗气又可伤阴,造成气阴两虚之证。总之,火为阳邪,外能伤肤损络,内则波及脏腑营血,导致本病的多系统损伤及虚实夹杂的病理变化。

(一)诊疗思路

1. 三个基本证型

孟如教授对 SLE 的治疗主张采用西医病名诊断基础上的中医辨证论治,即以病为纲,病证结合,辨证论治的诊疗原则。认为本病的病理特点为本虚标实,以热毒炽盛为标,脏腑气血阴阳失调为本。热毒炽盛,急性暴发兼高热者,当遵温病卫气营血诊疗思路指导治疗;病情缓解后,按内伤杂病规律进行诊治。从整体辨证来看,临床上有 3 个基本证型,即热毒炽盛证、肝肾阴虚证、气阴两虚证。

孟如教授认为这 3 个基本证型不是孤立的,在 SLE 的病变过程中,随着病情的发展、变化,3 个证型不断转化。如急性发作期出现温病的热入营血、热毒炽盛证的表现;当积极治疗病证逐渐好转后,因热毒之邪易伤阴,真阴受灼,出现肝肾阴虚证的表现,因热毒之邪既能伤阴又可耗气,故又可出现气阴两虚证表现。另外,临床上亦可出现既有肝肾阴虚,又有热毒炽盛的本虚标实证;或既有气阴两虚,又有肝肾阴虚的本虚证,以及气阴两虚、血不养心之本虚证。

由于本病是全身性疾病,临床表现复杂多样,临床证型较为庞杂,在某个系统或器官的损伤过程中可见多个证型的表现;而同一个证型的表现又可在多个系统或器官的损伤过程中出现,且往往多证型交错,病情复杂,迁延难愈。所以孟如教授根据多年的临床诊疗体会,提出不以 SLE 作为笼统的病证结合点,而以所损伤的器官、系统常见的临床表现作为病证结合依据来进行分型论治的临床诊疗新思路,认为其所反映的中医辨证论治规律更贴近 SLE 的临床实际。临床上往往不同器官、系统的损伤可出现重复证型,而相同证型中处方用药有异,这样针对性会更强。如皮肤黏膜损害之红斑皮损、口腔溃疡,或肾脏损伤,或狼疮性血小板减少性紫癜等,均可有阴虚内热证的临床表现,然而用方有别,分别予青蒿鳖甲汤合大补阴丸,知柏地黄丸合三才封髓丹,知柏地黄丸合二至酸枣仁汤等治疗,临床可获满意疗效。

2. 目前的诊疗思路

以 SLE 作为病名诊断进行中医辨证论治是目前中西医结合的诊疗思路。SLE 临床研究及报道很多,如:1994 年国家中医药管理局颁布的《中医病证诊断疗效标准》将 SLE 分为:热毒炽盛、气阴两伤、脾肾阳虚、脾虚肝旺、气滞血瘀 5 型。2002 年国家药品监督管理局的《中药新药临床指导原则》将 SLE 分为：热毒炽盛、阴虚内热、瘀热痹阻、风湿热痹、脾肾阳虚和气血两虚 6 型。赵炳南将 SLE 分为：热毒炽盛、阴血亏虚、毒邪攻心、肾阴亏损、邪热伤肝 5 型。张志礼等将 SLE 分为：热毒炽盛、肝肾阴虚、气阴两伤、脾虚肝郁、脾肾阳虚 5 型。樊莹等将 SLE 分为：风毒痹阻、络热血瘀证、血分毒热、气阴耗伤证、肝肾阴虚、风毒留恋证、脾肾两虚、血瘀水毒证等证型。凡此种种，举不胜举，各医家根据自己的学术特点及临床经验从不同的角度，总结本病的临床证型，分类繁多。为规范 SLE 的临床分型和制定 SLE 辨证分型的客观标准提供框架结构和依据，朱方石对 SLE 临床证型进行了分类研究，作者分析研究了近 6 年医学期刊登载的，含有辨证分型具体病例数据的 28 篇论文中，1967 例 SLE 的 35 种中医证型的构成比，认为其一般证型依次为热毒炽盛、肝肾阴虚、脾肾阳虚、阴虚内热、风湿热痹、气阴两虚、气滞血瘀和脾肾气虚等 8 种证型，对剩余 139 例的 27 种证型未作细述。即使如此，临床的 8 个证型中，风湿热痹反映的是 SLE 所致的骨关节痛，属于中医痹证范畴，很显然一个证型不可能概括所有骨关节痛的临床分型。因此，孟如教授认为，建立易于操作并反映 SLE 临床实际的辨证论治新思路，势在必行。

3. 系统性红斑狼疮临床诊疗新思路

根据系统性红斑狼疮的临床表现，选择新的病证结合方案，即不以 SLE 作为笼统的病证结合点，而是以各器官、系统常见的临床表现作为病证结合依据。例如：以系统性红斑狼疮发热、系统性红斑狼疮性神经系统损伤、狼疮肾（LN）、系统性红斑狼疮性血小板减少性紫癜等临床表现作为病证结合的基础。

中医的病因病机以机体阴阳气血失调为本，热毒炽盛为标，初起多阳有余而内热盛，继而阴分有火，气阴两虚，终至阴损及阳，阴阳两虚。本病或因内生，或因外感六淫之邪，终至血脉瘀阻，阴阳失调，而致脏腑虚损。本病病位在经络血脉，以三焦为主，与肝、脾、肾密切相关，可累及心、肝、肺、脑、皮肤、肌肉、关节、营血，遍及全身多个部位和脏腑，较为复杂多变。

孟如教授既重视西医辨病，又强调中医辨证。SLE 的临床表现多有面部红斑或盘状红斑，光敏感、口腔溃疡、关节炎、浆膜炎、肾脏病变，神经系统异常，免疫学 LE 细胞阳性，抗 ds-DNA 阳性，抗 SM 抗体阳性，ANA 阳性且滴度高，C 反应蛋白阳性，补体降低，血液学异常，小便异常，或肝肾功能异常等。

（1）证候规律

系统性红斑狼疮属本虚标实之证，在内以阴阳气血亏虚、脏腑功能失调为本，在外与热毒侵袭有关，以热毒炽盛为标。在急性发作期多见到热毒炽盛的表现，患病日久则由于火热之邪耗损肝肾之阴而出现肝肾阴虚之证，同时火热之邪既可耗气又可伤阴，造成气阴两虚之证。

本病临床表现复杂，累及全身各脏器。孟如教授认为本病的发生在内以阴阳气血亏虚、脏腑功能失调为主，在外与热毒侵袭有关，多由热毒内蕴脏腑，外犯肌肤而发病，故在急性发作期多见到热毒炽盛的表现，火热之邪最易伤津耗气，造成气阴两伤，邪热亦可耗损肝肾之阴而出现肝肾阴虚之证；热邪与湿邪相合痹阻于关节经络，气血运行不畅而为风湿热痹之证；久病不愈，阴损及阳，累及脾肾而见脾肾两虚之证。总之，火为阳邪，外能伤肤损络，内则波及脏腑营血，导致本病的多系统损伤及虚实夹杂、寒热交错的病理变化。

SLE病因病机以阴阳气血失调为本，热毒炽盛为标，与肾、肝、肺、脾诸脏有关。又因肾为真阴真阳之所在，其他脏腑之阴阳均有赖于先天阴阳之滋养，肾脏的亏损可使其他脏腑之阴阳失衡，而肾脏的亏损又以肾阴亏虚最为常见。正如张景岳所言："无论阴阳，凡病至极，皆所必至，总由真阴之败耳。""虚邪之至，害必伤阴。""五脏之伤，穷必及肾。"由于精血同源，肾阴不足易致肝阴血亏虚；另肺主气为娇脏，肾阴不足，风热毒邪首犯肺脏，易致肺气阴亏损，临床皮损常见；而肺气虚则脾气易虚，且后天脾气虚亦易致肺气虚，肾、肝、肺、脾诸脏相互影响。肾阴不足，肺脾亏虚是SLE病的基本病机，故以滋肾、养阴、益气治本的基本原则治疗各型SLE，以达补虚助泻实、扶正助祛邪之目的。

（2）重视辨病中的微量元素变化

微量元素之间比例失调将引起人体内一系列生理和病理变化，机体和组织遭到破坏，处于不健康状态。元素的异常则又可能是发生疾病时体内代偿变化的结果。

血清Zn、Fe、Cu、Mg在维持正常生命活动中是不可缺少的。Zn是一种免疫调节剂，是维持细胞膜完整及活性和细胞运动的重要因素，能阻止肥大细胞等释放血管活性物质，Zn与淋巴细胞有丝分裂和抗原的应答反应以及T细胞母细胞化都有密切关系；Cu与抗体的生成、白细胞游走功能、T细胞的比例、杀伤细胞的活性、补体 C3 等免疫防御功能有关;Fe 与免疫的关系早就受到学者们的重视,缺 Fe 时,机体对感染的应激能力下降,感染后死亡率上升;Mg 有维持神经、肌肉、细胞膜的生物兴奋性、传递信息、使酶活化等功能。SLE 病程长,受损脏器多而广,消化系统功能受损,长期食欲不振,消化吸收不良,使各种营养要素包括微量元素和微量元素转运所需的蛋白摄入不够,使 Zn、Fe 运转不足,这是血清 Zn、Fe 下降的因素之一。

SLE 患者抵抗力低下,WBC 低下,补体 C3 较正常人有明显的下降,常伴有感染。感染时,机体的主动防御机制"营养免疫"调节体内 Fe、Zn、Cu 重新分布,结果使血清 Fe、Zn 下降,Cu 上升,肝摄取 Fe、Zn 增多,以使机体发挥最大限度的免疫吞噬功能,战胜感染,消灭或抑制有害微生物的致病作用。

SLE 病例中血清 Fe 都有降低,除上述原因外,还应考虑如下因素:①患者体内存有多种自身抗体,其中红细胞抗体与其相应的抗原结合后可激活补体,导致免疫溶血性贫血,Fe 转移至网状内皮系统的肝、脾中沉着,低蛋白血症使 Fe 结合蛋白饱和度下降,血清总 Fe 的结合率降低;②SLE 患者多是生育期妇女,常有月经不调、月经量过多,使 Fe 的丢失过多;③SLE 患者肾脏是最常见的受损器官,患者慢性肾功能不全,尤其尿毒症时可使贮存铁的动员和利用困难,也使血清 Fe 降低。

血清 Zn 的降低除前述的原因外,还有一个重要的因素是 SLE 病程中常伴有肝、肾功能的损害。研究已证实 Zn 是与免疫功能关系最密切的微量元素,可考虑把血清 Zn 降低作为 SLE 活动期的一个指标。

SLE 活动期患者血清 Cu 显著升高,与感染和应激时"营养免疫"机制的调节作用有关。SLE 病程中脏器受损严重时,Cu 可从组织中释放,血清 Cu 升高,关节、皮肤及胶原组织病变时,也可使血清 Cu 显著升高,其机制可能是体内 Cu 的利用发生障碍的结果。

SLE 活动期患者血清 Mg 显著上升,提示血 Mg 与 SLE 的活动性有明显关系,原因尚不明,值得进一步研究。

微量元素生理功能的发挥,不仅取决于"量",还取决于微量元素之间是否平衡。Cu、Zn 之间的含量呈负相关,相互有拮抗的作用已被大多数学者所公认。Cu/Zn 比值测定较单纯血清 Zn、Cu 测定更敏感,Cu/Zn 的升高是一种机体有感染、有炎症、有细胞损伤的反应。

相关研究证明,异常量的 Cu、Fe、Zn 均可不同程度地降低非特异性、细胞和体液免疫功能,凡临床上免疫功能低下患者,应考虑到是否有微量元素的异常。SLE 患者微量元素失常的原因和机制,以及微量元素异常与免疫功能的紊乱之间的因果关系是十分复杂的,有待进一步深入研究。

SLE 患者,无论活动期还是非活动期过氧化脂质(LPO)值都升高,其中活动期升高尤为明显,红细胞超氧化物歧化酶(SOD)活性无论是活动期还是非活动期都明显减低,其中活动期 SOD 减少较明显。且患者体内 SOD 的下降与 LPO 的升高呈直线负相关。SLE 患者体内有明显的自由基代谢失衡,自由基产生过多,而机体内清除自由基的能力绝对或相对不足,致使体内有过氧化脂质的堆积,并且其程度与病情的活动性呈一致性相关,即病情越重的活动期患者体内自由基的堆积和机体清除自由基能力的下降越明显,较之病情较轻的非活动期患者有显著性差异。

SLE 患者发病多有感染、日光照射和服用异烟肼等药物史。文献报道,上述诸因素均可激活中性粒细胞,使其产生和释放过多的氧自由基,超过机体的清除能力,机体出现自由基的堆积,并引起一系列连锁反应。氧自由基含有不配对电子而拥有高度的反应活性,可产生一系列过氧化反应,其中通过脂质过氧化反应在体内产生 LPO 等有害物质,进而引起体内与代谢有关的酶失活、蛋白及核酸降解,并作为重要的炎症递质之一,可直接参与免疫炎症反应过程。自由基还可与细胞内某些成分的共价键结合,导致组织细胞代谢、功能及结构改变、介导组织的炎症和免疫损伤。自由基与 SLE 患者机体免疫反应之间可能还存在着更为复杂的环节,研究结果显示,自由基代谢异常,是 SLE 病理生理异常中一个重要的方面。我们考虑可把 SOD、LPO 测定列为 SLE 诊断和病情监测的指标之一,在 SLE 患者的治疗中注意使用抗氧化剂可望提高疗效,改善预后。

(二)辨证特点

1. **热毒炽盛证**

以问诊、望诊为主要诊察方法,并参考现代医学理化检测指标。问诊主要询问患者发病的诱因,如面部红斑加重前有无日光或紫外线直接照射,是否过食辛辣燥热之品,询问此次发病的时间及西医诊疗情况,来诊的主要症状,如:红斑皮损、出血等是否急性发作,伴发症状有无发热、咽干口燥、大便干、小便短赤等一系列热象。主症为面部红斑;次症为发热、口渴欲饮、手指或耳部冻疮样皮损、鼻衄、血尿或镜下血尿、皮下紫癜、大便秘结、小便短黄;舌脉象为舌红,苔黄,脉滑数。或症见壮热、烦躁、口渴、面部及皮肤红斑、关节肌肉疼痛、乏力、心烦不寐、便秘、尿赤，甚至神昏谵语、手足抽搐，舌红苔黄，脉洪数。望诊重点观察患者皮肤红斑颜色是否鲜红，皮下瘀斑、瘀点是否增多，舌质是否红或绛红等。同时，重点查看确诊本病的一些免疫学检查指标，如抗核抗体（ANA）、抗双链 DNA 抗体（A-dsDNA）、抗 Sm 抗原是否为阳性，补体（C3、C4）是否降低、免疫球蛋白是否增高等，其中 A-dsDNA 阳性、抗 Sm 抗原阳性对本病的诊断具有特异性；查看患者相关理化检查报告，看有无血液系统和肾脏的损伤等。通过以上方法采集临床资料，以此判断病证的轻重、缓急和预后。

2. 肝肾阴虚证

主要询问患者发病的诱因，如有无日光或紫外线直接照射或孕产后的发热、劳累等，询问患者的病程及西医诊疗情况，来诊时当首寻所虚之脏的主症，如腰膝酸软、耳鸣如蝉、目眩脱发等，知病在肝肾，再结合阴虚的伴发症如咽干口燥、烘热盗汗、失眠多梦、大便干结等。望诊重点观察患者颜面有无潮红，或颜面有无黯红斑或色素沉着，口唇是否干燥，舌体之大小，舌苔之有无及润燥等。主症为目眩脱发、腰痛耳鸣或腰膝酸软；次症为咽干口燥、烘热盗汗、心烦、月经失调、大便干结、小便短黄；舌脉象为舌红少津、苔少或苔薄白，脉细。重点查看确诊本病的一些免疫学检查指标，如热毒炽盛证中所述。查看相关理化检测指标如有无蛋白尿及血尿，有无肾功异常，有无肾活检诊断结果等，同时观察血压有无升高情况等，以此判断患者病情的轻重和预后。

3. 气阴两虚证

主要询问患病时间的长短，西药激素服用剂量及服用时间情况，来诊时有无心悸怔忡、气短汗出之主症，是否伴有神疲乏力、咽干口燥、失眠多梦、头晕眼花、腰膝酸软、盗汗或自汗等症状。望诊主要观察患者有无精神倦怠、面色少华、少气懒言、舌质淡红，或舌边有齿痕等表现。主症为心悸怔忡、气短汗出；次症为神疲乏力、咽干口燥、失眠多梦、头晕眼花、腰膝酸软、月经失调；舌脉象为舌红，边有齿痕，苔薄白、脉细。同时查看免疫学检查有无异常，有无蛋白尿或血尿等。

另外，参照《中药新药治疗红斑狼疮临床研究指导原则》，可分为风热毒盛型、阴虚内热型、肝肾阴虚型、风湿热痹型、肝郁脾虚型，但归结起来可以以上 3 个证型总括。

（三）辨治思路

1. 辨证论治

（1）热毒炽盛证

孟如教授认为 SLE 的病理特点为本虚标实，即以热毒炽盛为标，脏腑阴阳气血失调为本。在 SLE 急性发作期大多以热毒炽盛之标实为主；以皮肤红斑、不同部位的出血为主要临床表现，伴有发热、咽干口燥、大便干、小便短赤、舌红或绛、脉滑数等症状，归属中医学的"血证"范畴，并以温病学卫气营血的辨证思路来指导治疗，属于温病之热入血分、热毒炽盛证。依据景岳对血证的分析，孟如教授认为血证的发生"大多因火而起，伤阴也有气虚不摄"。在 SLE 的急性发作期均见一派火热炽盛的表现，为火热炽盛，灼伤脉络，迫血妄行，血不循经，溢于脉外所致。由于热毒最易伤阴，因此，临证时当处理好祛邪和养阴的关系。临床中也常有 SLE 急性发作期患者既有热毒炽盛的表现，又有肝肾阴虚的见证，此当根据病证的轻重或缓急进行辨治，或予急则治其标，缓则治其本，或标本兼治。治以清热解毒，凉血散瘀，方用犀角地黄汤加味。水牛角（代犀角）50g，生地黄 15g，芍药 15g，牡丹皮 15g。药用水牛角（代替犀角）苦寒，归心肝经，清热解毒、凉血为君；生地黄甘寒，归心肝肾经，清热凉血，养阴生津为臣；芍药、丹皮清热凉血、活血散瘀为佐。加青蒿助生地黄清热凉血、消斑；加连翘、黄芩、白茅根清热解毒、凉血止血；加桑叶、菊花、荆芥疏散风热；加土茯苓、甘草清热利湿、解毒。

（2）肝肾阴虚证

孟如教授认为当 SLE 急性发作期经过治疗病情逐渐得到缓解后，因火热易伤真阴，SLE 肾脏损伤的患者多见肝肾阴虚证。临床表现以腰酸膝软、目眩脱发为主，常伴有咽干口燥、大便干结、下肢浮肿、蛋白尿等症状，或出现血压升高，同时免疫学检查异常，或有肾功能异常，肾活检提示肾脏有病理改变等。因腰为肾之外府，膝为筋之府，肝肾精血亏虚，腰府失养，筋骨失濡，故可见腰酸膝软；肝肾阴虚，阴津不能上承故咽干口燥；发为血之余，肝血不足，失于濡养故脱发；肝血不足，目失所养故目眩。若患者颜面潮红、烘热出汗、心烦少寐等表现，为阴虚生内热所致，当在辨证的基础上随症加用滋阴清热药物进行治疗。治以滋补肝肾，方用六味二至饮（丸）加味。药用生地黄滋养肾阴、填精补髓为君；山茱萸固精敛气，怀山药补脾固肾，与女贞子、旱莲草（二至丸）补肝肾、益精血共为臣；泽泻泄浊且防生地之滋腻，丹皮清肝泻火以制山茱萸之温，茯苓淡渗利湿以助山药健脾，三药共为佐药；加

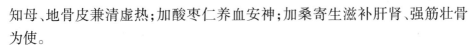

知母、地骨皮兼清虚热;加酸枣仁养血安神;加桑寄生滋补肝肾、强筋壮骨为使。

（3）气阴两虚证

孟如教授认为SLE急性发作期以皮肤红斑为主的热毒炽盛证经过治疗病情逐渐缓解后,因热邪伤阴耗气而致气阴两虚,或SLE素体阴虚内热,日久不愈,导致阴伤气耗;或SLE病及心肺,不但伤阴,而且耗气。以肾脏损伤为主的肝肾阴虚证,也会因内生虚热而致阴伤。所以,SLE不论出现皮肤损伤,或心肺、肾脏损伤等,当病情发展到一定阶段,均可能出现以气短、心悸、神疲乏力、腰膝酸软、咽干、盗汗或自汗、少寐多梦等为主要表现的气阴两虚证,归属中医学的"虚劳"病范畴,临证当审证求因,审因论治,随症加减而治之。治以益气养阴,滋补肝肾,方用黄芪生脉二至饮(丸)加味。药用黄芪、太子参益气为君;麦冬、五味子养阴敛汗为臣,合太子参为生脉散加强益气养阴之力;女贞子、旱莲草(二至丸)滋补肝肾为佐药,补肝肾、益阴血,以增强生脉散的养阴之力;加酸枣仁、夜交藤养血安神、滋补肝肾,益母草、小蓟活血、凉血止血共为使。二至丸中旱莲草既有安神作用,又有养血止血作用。

2. 变证证治

当全身症状重,伴随症状多时,又可以在以上3个基本证型的基础上,依据伴随症状情况总结出一些变证。如发热、神经系统损伤、周围神经系统损伤等皆可在以上基础上进行适当改变。另外,还有狼疮性肾炎、盘状红斑狼疮涉及较多系统、症状的疾病,将在本节第二、三部分另述。

（1）系统性红斑狼疮发热证治

系统性红斑狼疮临床常见发热、红斑,并呈现日晒病情加重之火热征象。在临床用药中,只有少数患者对温热药物有较好疗效,有时患者即使出现了寒象,温燥药物的疗效却不一定好,这都说明本病属热毒为患。

由于火热既能伤阴,亦可夹湿,故SLE发热的基本证型有3型:

热毒炽盛证:方用犀角地黄汤合化斑汤(或清营汤,或清瘟败毒饮加减)。

犀角地黄汤合化斑汤——水牛角50~100g(代犀角,下同),生地15g,赤芍15g,牡丹皮10g,玄参15g,知母10g,生石膏30~50g,生甘草3g,粳米6g。

阴虚内热证:方用青蒿鳖甲汤加减。

青蒿鳖甲汤加减——青蒿15g,鳖甲30g,知母10g,生地15g,地骨皮15g,牡丹皮10g,玄参15g。

湿热内蕴证:方用三仁汤加味。

三仁汤加味——杏仁 12g,薏苡仁 30g,白蔻仁 10g,通草 12g,滑石 18g,法半夏 15g,竹叶 10g,柴胡 12g,青蒿 15g,黄芩 12g。

(2)系统性红斑狼疮神经系统损伤的证治

SLE 中枢神经系统损伤的证治临床可表现为精神症状(属于中医"癫狂""郁证"范畴),癫痫(属于中医"痫证"范畴),脑血管病(属于中医"中风"范畴)等。以精神症状和癫痫为例,就中医而言,因郁证、癫狂、痫等病,在治疗中有相通之处,根据异病同治原理可以一并辨证论治。

热毒炽盛证:方用犀角地黄汤加味。

水牛角 50—100g,生地 15g,赤芍 15g,牡丹皮 10g,紫花地丁 15g,紫草 15g,连翘 30g,生甘草 3g,丹参 15g,青蒿 15g,蒲公英 30g。

痰热内扰证:方用黄连温胆汤加减(或用定痫丸,或生铁落饮加减)。

黄连温胆汤加减——黄连 10g,竹茹 5g,枳实 12g,法半夏 15g,陈皮 12g,茯苓 25g,甘草 3g。

定痫丸——天麻 12g,川贝母 10g,胆南星 12g,半夏 15g,陈皮 12g,茯神 15g,丹参 15g,麦冬 15g,石菖蒲 12g,炙远志 12g,全蝎 3g,僵蚕 15g,琥珀 12g,朱砂 5g,竹茹 5g,甘草 3g。

生铁落饮加减——天冬 15g,麦冬 15g,胆南星 12g,贝母 10g,陈皮 12g,炙远志 12g,石菖蒲 15g,连翘 30g,茯神 25g,玄参 15g,钩藤 30g,丹参 15g,朱砂 5g,生铁落 50~100g。

肝脾失调证:方用丹栀逍遥散(抑肝散加减)

丹栀逍遥散——牡丹皮 10g,焦栀子 10g,柴胡 12g,当归 15g,白芍 15g,白术 15g,茯苓 20g,炙甘草 5g,薄荷 12g。

抑肝散加减——丹栀逍遥散去薄荷,加钩藤 30g。

阴虚内热证:方用酸枣仁汤(或天王补心丹加减)。

酸枣仁汤——酸枣仁 30g,知母 12g,茯神 25g,川芎 12g,甘草 3g。

天王补心丹加减——生地 15g,麦冬 15g,天冬 15g,当归 15g,五味子 10g,柏子仁 15g,酸枣仁 30g,党参 15g,玄参 15g,丹参 15g,茯神 15g,炙远志 12g,桔梗 12g。

心脾两虚证:方用归脾汤加减治之。

归脾汤加减——黄芪 25g,党参 20g,白术 15g,茯神 25g,炙甘草 5g,酸枣仁 30g,炙远志 12g,当归 15g,木香 12g,桂圆肉 10g。

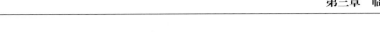

（3）系统性红斑狼疮周围神经系统损伤的证治

SLE周围神经系统损伤的证治常见多发性神经病或单发性神经病,属于中医"痹证""痿证"范畴。

湿热证:方用四妙散加味。

四妙散加味——黄柏12g,苍术15g,薏苡仁30g,牛膝15g。

脾胃两虚证:方用参苓白术散加味。

参苓白术散加味——党参15g,白术15g,怀山药15g,茯苓20g,炙甘草5g,白扁豆15g,莲子肉15g,薏苡仁30g,砂仁5g,桔梗10g。

肝肾两虚证:方用健步虎潜丸加减(或金刚丸合骨质增生丸加减)。

健步虎潜丸——龟胶12g,鹿胶12g,熟地15g,制首乌15g,当归15g,锁阳12g,川牛膝15g,威灵仙15g,杜仲15g,党参15g,白术15g,白芍15g,羌活12g,黄柏12g,制附子12g。

金刚丸合骨质增生丸加减——萆薢20g,杜仲12g,怀牛膝15g,菟丝子12g,生地15g,骨碎补15g,肉苁蓉12g,鸡血藤30g,鹿衔草12g,莱菔子12g,淫羊藿12g。

（四）验案赏析

【案1】

陈某,女,12岁,于1997年5月30日初诊。

患者主诉颜面出现红斑皮损3个月。患儿因1996年初曾出现双手指冻疮样皮损,经西医确诊为"SLE",服激素等治疗而皮损愈,病情基本稳定。今年2月起颜面出现点片状红斑皮损,色鲜红,以后逐渐增多,几乎布满整个面部,局部发痒,化验尿蛋白(++),遂求治于中医。来诊时服泼尼松40mg/d,症见头额、眼周、两颊、下颌及耳廓皮肤较多点片状红斑皮损,色鲜红,自觉局部发痒,咽干有痰,头昏,乏力,纳少,舌根红,苔黄腻,脉滑,化验尿蛋白(++),血清免疫学检查异常。

诊其病为血证(紫斑),证属热毒炽盛。因肾阴不足兼阳热气盛之体,外感(火)热毒邪夹风上攻,灼伤血络,迫血妄行所致。为热毒炽盛兼肾阴不足之本虚标实证,当急则治其标,以西药激素治疗为主的同时,辅以中药清热解毒、凉血消斑。

方拟犀角地黄汤加味:水牛角50g(代犀角,先煎30min),生地黄12g,杭芍15g,丹皮10g,青蒿10g,连翘15g,黄芩12g,白茅根15g,桑叶15g,菊花10g,荆芥10g,土茯苓20g,甘草3g。嘱水煎服,每日1剂,避免阳光及紫外线照射,避受风热邪毒侵袭,忌食辛辣香燥之品,避免过度劳累。

经治1月,患儿颜面红斑皮损逐渐减少,色浅暗,局部痒感除。又在原方基础上随症加减治疗8月余,至1998年3月25日再次复诊时,患儿颜面红斑基本消退,无新红斑出现,复查尿蛋白(-),所服泼尼松递减至10mg/d,但见咽干明显,面烘热,脱发,舌红少津,苔薄黄,脉滑等症,为阴津耗损、余热未尽,治宜滋阴清热、生津止渴,方拟犀角地黄汤合增液二至汤加味调治之。

随访,患者诉2003年后停服激素,一直间断服中药调治,颜面红斑未再出现,病情基本稳定。

【案2】

景某,女,25岁,未婚,于1998年8月20日初诊。

患者主诉腰痛2个月,加重2周,伴有蛋白尿。患者1998年6月下旬因出现腰痛、乏力,化验小便发现尿蛋白阳性(+++)而入住某医学院附一院肾内科,经查确诊为"SLE",7月初肾穿刺活检诊为"膜增生性狼疮性肾炎(Ⅳ型)",服泼尼松片50mg/d等治疗1个月后尿蛋白减为(+),病情好转出院。2周来感腰痛明显,伴肢软乏力等症,遂要求配合中药治疗。来诊时仍服泼尼松片50mg/d,诉腰痛明显,肢软乏力,时有面热,身烘热,出汗,心烦易怒,少寐多梦,脱发,左下肢踝部肿胀感,舌红少津,苔黄腻,脉细滑。化验尿蛋白(+);临床免疫学检查:IgG,IgA升高,C3、C4降低,ANA(+)1:80周边型,A-dsDNA(+)。

诊断为腰痛,证属肾(肝)阴亏虚。为素体阳热偏盛,日久灼伤真阴,致肾(肝)阴亏虚,精血不足,腰府失养,摄藏失权,筋脉失养,毛发失濡所致,治宜滋阴补肾,兼清热除烦。

1号方:六味二至饮(丸)加味。处方:生地黄15g,怀山药20g,山茱萸12g,茯苓15g,泽泻30g,丹皮10g,女贞子12g,旱莲草12g,地骨皮15g,桑寄生30g,酸枣仁30g,知母12g。

2号方:酸枣仁汤合知柏地黄丸。处方:酸枣仁30g,知母12g,茯神15g,川芎12g,生地黄15g,怀山药30g,山茱萸12g,茯苓20g,泽泻30g,丹皮10g,知母12g,焦黄柏12g。

嘱上2方交替水煎服,连服1个月。

9月24日复诊时,患者腰痛及左足踝水肿有所减轻,眠转安,精神好转,仍烘热出汗,面热,脱发,牙龈肿痛,口苦咽干,大便干,舌红苔微黄腻,脉滑,

复查尿蛋白微量。为肾阴亏虚,虚火上攻,宜加强滋阴补肾同时,兼予清热降火。故续守上方:

1号方去地骨皮、桑寄生、酸枣仁、知母,加麦冬20g,五味子10g,露蜂房12g,焦黄柏12g,砂仁5g。

2号方:三才封髓丹合六味地黄丸加味。处方:天冬15g,生地黄15g,南沙参25g,砂仁5g,焦黄柏12g,露蜂房12g,怀山药20g,山茱萸12g,茯苓15g,泽泻30g,丹皮10g,地骨皮12g。

煎服法同前,连服2个月以上,泼尼松减服为35mg/d。

11月26日三诊,患者腰痛进一步减轻,牙痛及左足踝水肿症除,口苦、脱发症减;仍感身烘热出汗,面热,耳鸣,口干思饮,左侧肢体肌肉及左膝关节酸痛,大便不爽,每日1~2次,小便黄。舌黯红,苔薄黄,脉滑,复查尿蛋白(-)。此为肾阴亏虚,精血不足,筋络失养,宜滋肾阴、养肝血、舒筋通络治之。

1号方:知柏地黄丸加味。处方:知母12g,焦柏12g,生地黄15g,怀山药20g,山茱萸12g,茯苓15g,泽泻30g,丹皮10g,青蒿12g,桑寄生30g,秦艽12g,生牡蛎30g。

2号方:续守二诊之方一——去麦冬、五味子、露蜂房、焦黄柏、砂仁,加地骨皮12g,银柴胡12g,秦艽12g,威灵仙15g。煎服法同前,连服2个月以上,泼尼松减为25mg/d,口服。

1999年1月28日四诊时,患者腰痛明显缓解,身烘热出汗、面部烘热等症除;仍觉耳鸣,咽干,1周来咳嗽痰黄稠,鼻腔干燥,舌红苔薄黄,脉滑,复查尿蛋白(-),临床免疫学检查均正常。此为肾阴亏虚日久难复,又兼外感热邪,痰热壅肺。宜维持滋阴补肾治则的基础上,兼予清热化痰、润燥生津治之,以固其本而治其标,防止本病的复发或加重。

1号方:小柴胡汤合苇茎汤加味。处方:柴胡12g,黄芩12g,法半夏15g,南沙参20g,芦根30g,薏苡仁30g,冬瓜仁30g,桃仁10g,葛根30g,麦冬20g,鱼腥草30g,甘草3g。

2号方:续守三诊之方二去地骨皮、银柴胡、秦艽、威灵仙,加麦冬20g,五味子10g,磁石30g,玄参15g调治之。煎服法同前,泼尼松减为10mg/d,口服。半年后随访,尿蛋白(-),病情基本稳定。

【案3】

李某,女,45岁,于1997年4月17日初诊。

患者主诉心悸气短,神疲乏力,烘热多汗半年。患者1996年10月因"全身关节肌肉疼痛,心悸气短,神疲乏力,烘热多汗,不规则发热3个月"在昆明某医院住院治疗,经相关检查确诊为"SLE",经服激素治疗1月后,全身关节肌肉疼痛消失,热退,病情好转出院,但心悸气短,神疲乏力,烘热多汗等症一直未减。来诊症见:心悸气短,心烦眠差,神疲乏力,烘热多汗,口眼干燥,大便干,纳可,小便正常,月经量少,面红,舌红少津,苔薄白,脉细。化验尿蛋白(+),血常规及肝、肾功均正常;临床免疫学检查:ANA(+)1:80(周边型);抗Sm(-);A-dsDNA(-)。诊断为心悸,证属气阴两伤、肝肾阴虚。由于病起于发热,热邪耗气伤阴,致气阴两伤,肝肾阴虚。治以益气养阴,滋补肝肾。

拟方黄芪生脉散合二至丸加味。处方:黄芪30g,太子参25g,麦冬15g,五味子10g,女贞子15g,旱莲草15g,酸枣仁30g,夜交藤15g,益母草15g,小蓟15g,甘草3g。水煎服,每日1剂。

连服50天后于6月9日复诊,患者睡眠转佳,其余诸症减轻,续守上方去酸枣仁、夜交藤,加生龙骨30g,生牡蛎30g。水煎服,每日1剂,连服1个月后复查尿蛋白(-),诸症明显减轻,病情好转,续守方调治。半年后随访,病情基本稳定。

【案4】

张某,女,16岁,SLE病史2年,2008年3月17日初诊。

患者症见面部蝶形红斑,微痒,烘热,午后加重,易汗,额部痤疮,月经半月一至,唇红,舌红苔薄白,苔心略腻,大、小便可,脉细。实验室检查:ANA(+)1:1 000(周边型),抗ENA(+),抗RNP(+),抗SM(+),抗SSA(+),抗P蛋白抗体(+),抗ds-NA(+),C反应蛋白(+)。

辨证:热毒炽盛。

治以清热解毒、凉血化斑为主,方选犀角地黄汤合青蒿鳖甲散加味。

1号方:水牛角60g,生地15g,杭芍15g,丹皮10g,青蒿15g,鳖甲20g(先煎),知母10g,苡仁30g,白茅根25g,芦根20g,麦芽30g,甘草3g,3剂。

2号方:柴胡12g,当归15g,芍药15g,白术15g,茯苓30g,薄荷12g,甘草3g,川芎12g,泽泻30g,白茅根25g,青蒿18g,枳实15g,3剂。

煎服方法:按1号方1剂,2号方1剂的方法,两方交替服用,每剂煎3次,合煎液约750ml,分5次服用,每日服3次。

患者自感服药后病情明显好转,曾于2008年5月来复诊,但未挂上号,故仍服上方,共约60余剂。

2008 年 8 月 15 日复诊,症见:面部隐有蝶形红斑,不痒,面偶烘热,午后稍明显,汗不多,口不干,纳眠可,二便可,月经正常,唇红,舌红苔薄黄腻,脉弦细。实验室检查:ANA(+)1:320(周边型),抗 Sm(+),抗 ds-DNA(-),抗 SS-A(-),抗 P 蛋白抗体(-),抗 RNP(-),C 反应蛋白(-)。辨证为热毒未净,阴虚内热,治以清热解毒,凉血养阴,合健脾之剂。

1 号方:水牛角 50g,青蒿 30g,生地 15g,丹皮 10g,知母 12g,鳖甲 25g(先煎),杭芍 15g,白茅根 25g,女贞子 15g,旱莲草 15g,芦根 20g,3 剂。

2 号方:知母 12g,焦黄柏 12g,生地 15g,怀山药 25g,山茱萸 15g,茯苓 30g,泽泻 30g,丹皮 10g,当归 15g,杭芍 15g,川芎 12g,白术 15g,3 剂。

煎服方法:按 1 号方 1 剂,2 号方 1 剂的方法,两方交替服用,每剂煎 3 次,取药液约 750ml,分 5 次口服,每日服 3 次。

按:在对患者张某的治疗过程中,2008 年 3 月 17 日初诊时表现为热毒炽盛为主,治以清热解毒、凉血化斑为主,方选犀角地黄汤合青蒿鳖甲散加味,然久病之下,阴血耗伤,后天失健,故以健脾养血、调理肝脾之逍遥散、当归芍药散合方,加清热凉血之白茅根、青蒿以退虚热,两方换服,各主治疾病的一个方面,促进病情向愈。2008 年 8 月 15 日复诊时,病情已明显好转,多项实验室结果转阴,然仍有余毒未净之象,故以清热解毒、凉血养阴之剂,方选犀角地黄汤合青蒿鳖甲散加二至丸、芦根。疾病至此,肝肾之真阴亏虚,肝脾失调,故以知柏地黄丸合当归芍药散兼治肝、脾、肾三脏,两方换服。此种治病方法,每方用药 9~12 味,药味精炼,力专效宏。两方换服,兼顾疾病的两个主要方面,避免了药味过多,又难以兼顾疾病复杂多变的特点,是中医药治疗慢性疑难疾病的一条途径。

【案 5】

张某,女,27 岁,工人。

患者因颜面及手部多发性红斑,有脱屑、轻度瘙痒,日晒后加剧,四肢厥冷,经昆明医学院附一院诊断"局限性红斑狼疮",于 1978 年 9 月 6 日来诊。

检查:额部、鼻部、口唇、眼睑、耳前及双手背红斑,红斑中央稍萎缩凹陷,上有少许黏着性脱屑,舌质淡苔薄白,脉沉紧。血、尿常规,血沉,血清蛋白电泳,肝功均正常。治疗经过:用温肾通阳、活血祛风法。

处方:紫草、丹参、生地各 30g,太子参 24g,当归 18g,淫羊藿、巴戟天、刺蒺藜、防风、桂枝各 12g,土鳖虫、广血竭各 6g,服药 10 剂,手足转温,红斑基本消退。

上方加减化裁服药半年后,红斑全部消退,局部仅留少许红斑残痕,全身无不适之处。

【案6】

杨某,女,14岁,学生。

患者因持续高热,足踝关节剧烈疼痛,步履艰难,肝区疼痛,血沉84mm/h,于1977年11月入院。骨髓片中找到红斑狼疮细胞,诊断为"系统性红斑狼疮",用地塞米松治疗半年,每天仍有不规则发热,双下肢关节疼痛,极度乏力,口唇部多个红斑,于次年5月14日接受中医治疗。

检查:面红,上下唇均有红斑,血沉46mm/h,肝功:总蛋白7g,清、球蛋白各3.5g;A/G=1∶1,SGPT:16u,ZnTTu:12,TTT:3.2u,Rt:Hb:10.5g。肝超声:肝肋下0.5cm,剑下4.5cm,较密微小波。

治疗经过:以滋肾养阴,益气活血,蠲痹通脉法为主进行治疗。处方:黄芪20g,苏条参15g,麦冬15g,生地30g,五味子6g,女贞子20g,旱莲草20g,秦艽10g,知母10g,丹参30g,当归15g,甘草10g。

服药3剂热退,地塞米松减至0.75mg/日,上方加减服药2月,临床症状大部缓解而恢复学业。1978年9月14日,停用激素,上方加减服至1979年8月,临床症状全部缓解,追踪观察1年半未见反复。

【案7】

周某,女,14岁。初诊日期1997年4月14日。

患者SLE病史半年。来诊时症见:颜面皮肤布满红斑,色红,双手指冻疮样皮损,鼻衄。血色鲜红,口渴欲饮,小便短赤,大便干,舌红苔黄,脉滑数。实验室检查:ANA(+),1∶160(周边型),抗Sm(+),A-dsDNA(+)。肝、肾功能及血常规正常。患者四诊合参属中医"热毒发斑",由于热毒炽盛,损伤血络,迫血妄行所致。

治则:清热解毒,凉血化瘀。

方药:犀角地黄汤加白茅根15g,紫花地丁15g,蒲公英15g,连翘30g,青蒿15g,紫草15g,玄参12g。

服药4剂后,鼻衄止,再服6剂后颜面红斑减少,色渐变淡,再守方加减治疗1个月,颜面及手指皮损基本消除后改用六味丸为主随症加减治疗3个月,实验室检查各项指标基本转阴ANA(−),抗Sm(−),A-daDNA(−),肝肾功能正常。

【案8】

王某,女,22岁。

患者患系统性红斑狼疮1年余,于1998年1月2日来诊。诊时:鼻翼两侧散在性蝶形暗红斑,满月脸,痤疮,向心性肥胖,神疲乏力,腰膝酸软,心悸头眩,纳寐尚可,二便正常,舌质淡红,苔薄白,脉细微数。查尿PRO(++)、WBC(+)、ESR(30mm/h)、ANA(+)。

给予泼尼松片25mg口服,每日1次。

黄芪生脉二至汤加味。处方:黄芪30g,苏条参25g,麦冬15g,五味子10g,女贞子12g,旱莲草12g,炙甘草5g,白茅根30g,益母草30g,桑寄生30g,续断15g,紫丹参30g,30剂。

患者服完30剂后,面部暗红斑基本消失,腰膝酸软微,余症均减,查PRO(±),WBC(-),ESR20mm/h,ANA(+),舌脉同前,嘱递减泼尼松片15mg。予黄芪生脉二至汤加六味地黄汤治疗到1998年7月15日,诸症悉除,查PRO(-),ESR18mm/h,ANA(±)。嘱停服泼尼松片(注:其间根据病情好转,稳定,已逐渐递减泼尼松片至5mg)。仍以原方加减间断服用至今,病情平稳。

按:系统性红斑狼疮,是一种多发于青年女性的自身免疫性疾病,累及多脏器,表现为血管炎的炎症性结缔组织病。该病由素体虚弱,真阴本亏所致。孟如教授认为肾精亏损,气阴两虚,气血失和,脉络瘀阻为其基本证型。笔者所治病例归属于中医"发斑""虚劳"范畴,证乃脉络瘀阻为标,气阴两虚为本。故治疗时以滋阴益气通络为先,再滋阴益肾固本收功,良效即显矣。

二、盘状红斑狼疮诊治经验

孟如教授运用中医辨证论治理论治疗盘状红斑狼疮(DLE)取得较好的效果。

根据DLE的临床特点,多属中医学中"日晒疮""鬼脸疮""热毒发斑""唇茧"等病范畴。孟如教授认为,本病虽表现在皮肤、口腔等处的损害,却与内脏有密切的联系,脾主四肢肌肉,开窍于口,唇亦属脾,心开窍于舌,"诸痛痒疮皆属于心",肾脉连咽系舌本,故与心脾肾关系密切,治疗本病当与整体的病变联系起来。因此,在临证中多将本病分为热毒炽盛型、湿热内蕴型和阴虚火旺型共3型进行辨证论治。

1. **热毒炽盛型**

主症:面部蝶形红斑、颈部V型区、耳部、头皮、胸部、手臂等部位片状红斑皮损,皮损处烧灼、瘙痒感、烦躁,口渴,便秘尿赤,舌红苔黄,脉数。

治则:清热解毒,凉血化瘀。

方药:犀角地黄汤加味。(水牛角代犀角)水牛角 50g,生地 15g,赤芍 15g,丹皮 15g,青蒿 15g,紫花地丁 15g,连翘 15g,蒲公英 20g,丹参 15g,生甘草 3g。

犀角地黄汤为清热解毒,凉血止血的代表方。凡是热入血分,迫血妄行的出血,发斑均可使用本方治疗。DLE 患者以皮肤红斑皮损为主要表现者,虽无壮热烦渴等实热表现,也属于"发斑",选用本方能取得较好效果。三仁汤为清热利湿的代表方,凡辨证属湿热者均可使用。DLE 患者以口唇肿痛溃疡、口腔溃疡为主要表现者,属湿热内蕴中焦所致,故宜选用本方。

2. 湿热内蕴型

主症:颜面红斑,唇、颊、舌等处黏膜灰白色糜烂、溃疡、肿痛、结痂、纳呆脘痞,舌红苔黄腻,脉滑。

治则:清热利湿。

方药:三仁汤加味。杏仁 12g,苡仁 30g,波蔻 10g,厚朴 12g,通草 10g,滑石 18g,竹叶 10g,法夏 15g,竹茹 5g,青蒿 15g,苍术 15g,生甘草 3g。

青蒿苦、寒,归肝、胆经,具有退虚热、凉血、解暑、截疟之功。《神农本草经》还记载:青蒿"主疥瘙痂痒恶疮"。还有的古代文献记载青蒿可治"日晒疮"。根据这些记载,孟如教授认为青蒿具有解毒、消斑之功,故在辨证基础上加用青蒿治疗 DLE 患者的红斑皮损每获良效。DLE 患者病情易反复,每因日晒、劳累及进食辛辣鱼腥而加重,故在治疗中应嘱患者避免。

3. 阴虚火旺型

主症:颜面红斑皮损,口唇溃疡,反复不愈,手足心热,咽干口燥,腰膝酸软,脱发,舌红少苔,脉细数。

治则:滋补肝肾,养阴清热。

方药:知柏地黄丸合二至丸加味。知母 10g,焦柏 10g,生地 15g,山茱萸 12g,山药 30g,茯苓 25g,泽泻 12g,丹皮 10g,女贞子 15g,旱莲草 15g,青蒿 12g,生草 3g。六味地黄丸为滋补肝肾的代表方,二至丸具有补肝肾、益阴血之功,二方合用能增强滋补肝肾的作用,再加入清热之知母、黄柏则滋阴降火,而治阴虚火旺。病程较长的 DLE 患者,无论是热毒炽盛或是湿热内蕴,日久均可伤阴,出现阴虚火旺的表现,故本病后期及反复发作者宜选用知柏地黄丸合二至丸。

三、狼疮性肾炎的诊治

狼疮性肾炎(LN)是系统性红斑狼疮最常见的并发症,其严重的程度与预后直接相关,是本病主要死亡原因之一。狼疮性肾炎是系统性红斑狼疮引起的临床常见的继发性肾损害,其临床表现及病机特点除受该病影响外,还具有自身的发病特点。如本病热毒炽盛、阴虚内热为系统性红斑狼疮各脏器、系统病变的共同病机,而水饮的代谢失调则又是本病的独有特点。孟教授治疗本病强调不以系统性红斑狼疮作为笼统地病证结合点,而是以各器官、系统常见的临床表现作为病证结合依据。同时在此基础上,根据患者的主要临床表现,抓住主要矛盾,选择不同的方药治疗,做到有的放矢,从而取得满意的疗效。

(一)诊疗思路

动态辨证,阐明发病机制。中医无与 LN 相应的名称和系统论述。由于 LN 是由 SLE 引起的临床常见的继发性肾损伤,其病因病机应受 SLE 的影响,同时亦伴有自身特点。孟教授认为:LN 的病因多与感受邪毒有关,热毒为患是关键,热毒伤阴可致阴虚火旺。在内则素体阴虚,易感邪热。虚热与实火,两热相加,同气相求,肆虐不已,戕害脏腑,损伤气血。

瘀血、痰浊、湿热、水湿等邪气是在本病发生发展过程中常见的内生病理产物。瘀血或由热盛伤阴,或由久病阴损及阳,阳气推动无力,血行滞涩,血行迟缓所致,或由火热灼伤脉络,迫血妄行,血溢脉外而成。痰浊、湿热、水湿乃水液代谢失调所致。多由肺、脾、肾三脏功能失调引起,因肺为水之上源,通调水道,下输膀胱;脾主运化,土能制水;肾为水脏,具有主司和调节全身水液代谢的功能。故临证时应动态观察,辨证施治。

(二)常见症状

1. 发热

孟教授认为,本病发病的根本原因是素体阳盛或阴虚火旺之体,外受热毒,两热相加,同气相求,损害脏腑。

(1)热毒炽盛

病变早期,热毒炽盛,热在营血,患者可出现壮热、面部发斑,舌红绛、脉数。

治则:清热凉血解毒。

方选:犀角地黄汤合化斑汤加减。药用水牛角、生地、赤芍、丹皮、玄参、知母、石膏、甘草、粳米等。

（2）热毒夹瘀

热入营血，迫血妄行，或煎血成瘀，可出现热毒夹瘀的症状，临床除热象明显外，还可见皮肤发斑或见斑点，局部灼热刺痛、痛处不移，舌红或青紫、舌上有瘀斑等。

治则：宜清热解毒，活血化瘀。

方选：桃红四物汤合五味消毒饮加减。

（3）虚热内扰

病变中后期，火热伤阴，正气已虚，邪毒难清，正虚邪恋，尤其是应用大量激素治疗后，更易出现阴虚阳亢之证。此时患者可出现发热、热势不高，或手足心热、烘热汗出、乏力、失眠等症状。

治则：当滋阴清热为主。

方选：青蒿鳖甲汤、知柏地黄汤合二至丸加减。

（4）肝郁血虚

因患者多为女性，在疾病过程中亦可出现烘热汗出、情绪不宁、神疲食少、月经不调、乳房胀痛等症状，中医辨证为肝郁血虚。

治则：当疏肝解郁、补血清热。

方选：丹栀逍遥散加减。

（5）湿热内蕴

本病发展过程中，火热亦可夹湿，患者可兼有脘腹痞闷、热势不畅、舌苔黄腻、脉滑数等症。

治则：当清宣湿热。

方选：三仁汤加减。

2. 汗出

本病汗出可与发热症状同时出现。

（1）热毒炽盛

热毒炽盛阶段，热迫津外出。

治则：清热凉血解毒。

方选：犀角地黄汤合化斑汤加减。

（2）阴虚火旺

疾病中后期，正气已虚，邪毒不衰，症状可见发热盗汗、面赤心烦、口干便秘，舌红苔黄、脉数。

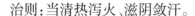

治则：当清热泻火、滋阴敛汗。

方选：当归六黄汤加减。

（3）阴虚或气阴两虚

正虚邪不盛，可出现阴虚汗出或气阴两虚，患者可见神疲乏力、气短自汗、盗汗、口干、手足心热、舌红苔少、脉细数。需注意的是病变后期，往往出现气阴两伤，虚者愈虚的恶性循环，除邪气消耗气阴以外，邪热伤阴，阴虚则气无以生，气虚则阴无以固，两者难以截然分开。

治则：气阴双补，宜益气滋阴。

方选：生脉散合知柏地黄汤、二至丸加减。

3. 乏力

患者常有神疲乏力症状，究其原因，不离脾肾气虚、肝肾阴虚两方面。脾乃后天之本，气血生化之源，主肌肉；肝者罢极之本，主筋；肾者先天之本，元气之根，作强之官，技巧出焉，主骨。各种原因导致此三脏亏虚，必将出现筋、骨、肌肉无所主，从而出现神疲乏力的症状，治疗上应从调理此三脏入手。

气虚重者，可从后天之本入手，着重调补脾胃之气，气血化生有源，方选黄芪六君子汤加减。

肝肾阴虚者，应着重滋补肝肾之阴，兼顾补气，选方六味地黄丸、二至丸合生脉散加减。

4. 腰痛

"腰者，肾之府"。不管是实证所致的不通则痛，还是虚证所致的不荣则痛，病位均在下焦和肾脏，治疗以此为切入点。孟如教授认为，狼疮性肾炎终归由热毒引起，病久气阴两伤，并多夹湿，所以临床上多见肾虚腰痛、湿热下注，而腰痛属寒者并不多见。

（1）肾虚腰痛

可见腰膝酸软、腰痛隐隐、腰膝乏力、遇劳加重。

治则：以补肾益气温阳为主。

方选：骨质增生丸合金刚丸加减。药用莱菔子、生地、肉苁蓉、鹿衔草、鸡血藤、骨碎补、淫羊藿、萆薢、杜仲、牛膝、菟丝子等。

偏阴虚可见心烦失眠、口干、手足心热等症，可选用六味地黄丸合二至丸加减。

（2）湿热下注

该证可见腰痛喜凉恶热、口渴不欲饮、尿黄赤、舌红苔黄腻、脉滑数，治疗当清热燥湿为主,选用四妙散加减。

5. 水肿

水肿是狼疮性肾炎的重要体征之一,有时甚至是患者的唯一临床表现或首发症状。有些患者水肿较为顽固,尤其是尿中蛋白漏出过多,血中白蛋白量少,导致胶体渗透压过低者,治疗上甚为棘手。中医认为本病虚实夹杂,病机复杂。本病虽以阴虚热毒为本,但久病必伤及阳气而发阴水。气行则水行,气滞则水停,阳盛则水化,阳虚则水聚,膀胱气化不利。所以对于水肿的治疗,宜行气补气、通阳助阳,但又不可过于温补阳气。本病水肿兼证亦多,主要是湿和瘀。湿与水同为水液代谢的产物,性黏腻缠绵;水肿日久,病久入络,瘀水互结,瘀热互结,相互作伥,即成顽疾。由于本病热毒伤阴,如一味地发汗利水必然更伤阴液,导致虚者愈虚,于病不利。如为治疗阴虚而又滋腻太过,则又匡助水邪,实者愈实。因此,孟如教授在治疗本病水肿时提出了攻补兼施,利水不伤正,补正不助水,兼顾它邪的原则。

(1)水湿壅盛

症见水肿按之没指,小便短少,身体困重,胸闷,纳呆,舌苔白腻,脉沉缓。

治则:当通阳利水。

方选:五苓散合五皮饮加减。

(2)气虚水泛

症见水肿,乏力,自汗出,恶风身重,纳差,舌淡苔白腻,脉浮或濡。

治则:健脾补肺、益气利水。

方选:防己黄芪汤合五皮饮加减。

(3)脾肾阳虚

症见身肿,腰以下为甚,按之凹陷不起,腹胀纳减,便溏,腰部酸重,尿量少,神疲肢冷,舌淡胖,苔白,脉沉细弱。

治则:当温阳补肾、化气行水。

方选:真武汤或济生肾气丸加减。

(4)阴虚水肿

症见水肿反复发作,精神疲惫,腰酸遗精,口燥咽干,五心烦热,舌红脉细数。

治则:滋阴利水。

方选:猪苓汤加减。

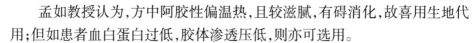

孟如教授认为,方中阿胶性偏温热,且较滋腻,有碍消化,故喜用生地代用;但如患者血白蛋白过低,胶体渗透压低,则亦可选用。

（5）瘀水互结

症见水肿缠绵不愈,病程较长,舌暗有瘀点、脉细涩。

治则:当活血利水。

方选:桃红四物汤合五苓散加减。

6. 失眠

从本病的病因病机及临床表现来看,阴虚内热型失眠最为常见。本病阴虚为本,邪热为标,虚热扰心,故失眠难寐。病程日久,损伤气血,或有患者过分担忧自己的病情,暗耗心血,故亦可见心脾两虚型失眠。本病患者多见于女性,多种原因导致肝脾失调,亦出现失眠。本病虚实夹杂,阴虚夹痰夹湿,痰热互结,则失眠不寐。

（1）阴虚内热

症见夜卧不安,腰酸足软,头晕,耳鸣,五心烦热,舌红少苔,脉细数。

治则:当滋阴清热、养肝安神。

方选:酸枣仁汤加减。

（2）心脾两虚

症见多梦易醒,心悸健忘,神疲食少,四肢倦怠,头晕目眩,舌淡苔薄白,脉细无力。

治则:宜补养心脾、养血安神。

方选:归脾汤加减。

（3）肝脾失调

症见情绪不宁,胁肋胀满,月经不调,乳房胀痛,饮食不佳,乏力,舌淡苔薄,脉弦细。

治则:抑肝扶脾,清热安神。

方选:丹栀逍遥散或抑肝散(丹栀逍遥散去薄荷,加钩藤)加减。

（4）痰热内扰

症见胸闷心烦不寐,呕恶,头重目眩,口苦,舌红苔黄腻,脉滑数。

治则:清热泻火,祛痰安神。

方选:黄连温胆汤加减。

7. 眩晕

狼疮性肾炎患者出现眩晕,可因肝肾亏虚引起,所谓"髓海不足,则脑转耳鸣,胫酸眩冒,目无所见,懈怠安卧"。阴虚不能敛阳,肝阳上亢,发为眩晕。如患者气血亏虚,清阳不展,脑失所养。亦发为眩晕,患者痰浊内盛,上蒙清窍,清阳不升,浊阴不降,出现眩晕。另外,还有一种情况是痰饮不化,聚于心下,阻闭清阳,浊阴上冒,头目昏眩,此即《金匮要略·痰饮咳嗽病脉证并治》中"心下有支饮,其人苦冒眩"之谓,临床并不少见。

（1）肝肾亏虚

症见眩晕不已,视力减退,目干涩,心烦口干,耳鸣,腰膝酸软,舌红苔薄,脉弦细。

治则:滋补肝肾为主。

方选:六味地黄丸合二至丸加减。

（2）阴虚阳亢

症见腰膝酸软,眩晕耳鸣,头痛而胀,肢麻振颤,舌红苔黄,脉弦细数。

治则:以滋阴潜阳为主。

方选:天麻钩藤饮加减。

（3）气血亏虚

症见眩晕遇劳加重,神疲乏力,心悸少寐,舌淡苔薄,脉细弱。

治则:当补益气血。

方选:归脾汤加减。

（4）痰浊上蒙

症见头重如蒙,胸闷泛恶,呕吐痰涎,苔白腻,脉滑。

治则:当燥湿化痰。

方选:半夏白术天麻汤加减。

（5）痰饮内盛

症见眩晕,呕吐稀涎,胸闷心悸,纳差,舌淡胖苔滑腻,脉弦滑。

治则:当健脾利水化饮。

方选:泽泻汤加减治疗。

（三）总体辨证

由于LN的病变较复杂,其证候表现亦多种多样,临床分型不尽一致。因其临床表现与中医的水肿、血尿、腰痛、眩晕、头痛、癃闭等有关,可参照相关疾病辨证论治。孟教授将LN分为以下几个证型。

1. 热毒炽盛

症见高热不退,烦渴饮冷,面部及皮肤红斑,衄血尿血,甚则神昏谵语,

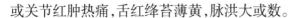

或关节红肿热痛,舌红绛苔薄黄,脉洪大或数。

治则:以清热解毒,凉血护阴。

方选:犀角地黄汤合化斑汤加减。药用水牛角、生地、芍药、丹皮、知母、玄参、石膏、蒲公英、紫花地丁、白茅根、甘草。

2. 风邪袭表

其表现为面浮肢肿,发热恶风,肢节酸楚,小便不利,偏风热者伴咽喉红肿疼痛,舌红苔薄黄,脉浮数。偏风寒者,咳嗽,舌淡红苔薄白,脉浮紧。

治则:风热者疏风清热,宣肺利水;风寒者祛风散寒,宣肺利水。

选方:风热者越婢汤加味。药用麻黄、生石膏、生姜、桑白皮、茯苓、杏仁、桔梗、大枣、甘草。风寒者去生石膏、桑白皮,加桂枝、防风。

3. 肝肾阴虚

其表现为头晕耳鸣,咽干口燥,脱发腰痛,足跟疼痛,小便短黄,大便干结,舌红少苔,脉细。

治则:以滋养肝肾,凉血益阴。

选方:六味地黄丸合二至丸。药用生地、怀山药、山茱萸、茯苓、泽泻、丹皮、女贞子、旱莲草。

阴虚内热症见持续低热,五心烦热,自汗盗汗,足跟痛,溲热尿血,脉细数者,可用上方加知母、黄柏、白茅根、大蓟。热毒挟瘀症见渴思冷饮,皮下瘀斑,腰酸溲热,舌有瘀点或瘀斑者,可用六味地黄丸或桃红四物汤、二至丸加蒲公英、紫花地丁、败酱草、丹参、泽兰、益母草。阴虚阳亢症见头胀头痛,心烦易怒,脉细弦,可用镇肝熄风汤(怀牛膝、生赭石、生龙骨、生牡蛎、生龟板、生杭芍、玄参、天冬、川楝子、生麦芽、茵陈、甘草)。

4. 肝阳上亢

其表现为头部胀痛,面红目赤,眩晕耳鸣,口干苦,烦躁易怒,心烦不寐,腰痛,舌红苔黄,脉弦有力。

治则:平肝息风,清热补肾。

方选:天麻钩藤饮。药用天麻、钩藤、石决明、栀子、黄芩、川牛膝、杜仲、益母草、桑寄生、夜交藤、茯神。

5. 脾胃虚弱

其表现为面浮肢肿,纳呆便溏,食后腹胀,神疲肢软,舌淡苔白,脉沉弱。

治则:健脾益气,利水消肿。

方选:防己黄芪汤合五皮饮。防己、黄芪、白术、甘草、大腹皮、生姜皮、茯苓皮、陈皮。亦可选用归芪六君汤加味。

6. 脾肾阳虚

其表现为面色白,神疲肢软,心悸气短,畏寒肢冷,腰膝酸软,便溏,水肿夜尿,舌淡苔白,脉沉细。

治则:健脾补肾,温阳利水。

方选:真武汤。药用茯苓、白术、白芍、生姜、附子。或济生肾气丸合防己黄芪汤。无水肿者可用香砂六君汤加附片、肉桂或桂附理中汤。

7. 瘀水互结

其表现为肢体浮肿,久不消退,皮肤瘀斑,腰刺痛或伴血尿,舌紫黯,苔白,脉沉细涩。

治则:活血祛瘀,化气利水。

方选:桃红四物汤合五苓散。药用桃仁、红花、生地、当归、杭芍、川芎、桂枝、茯苓、泽泻、猪苓、白术。或桃红四物汤合猪苓汤(猪苓、茯苓、泽泻、阿胶、滑石)。

(四)治疗思路

1. 活血化瘀,贯穿始终

LN 不论是在急性期还是缓解期,瘀血始终是贯穿于病变不同阶段的重要病机之一。在急性活动期常因热毒壅盛,迫血妄行,血溢脉外而致皮肤瘀点瘀斑;亦可因热毒壅滞血脉,灼伤营阴以致血黏而浓,运行不畅导致血脉瘀阻。LN 缓解期,则热毒已去,表现为本虚邪伏,以阴虚或气阴两虚为病机的主要方面,由于阴虚脉道不充,而致血少脉涩;或气虚帅血无力,血行迟缓以致血脉瘀滞。活血化瘀能够清除血液中过剩的抗原,防止免疫复合物产生。孟如教授强调,在 LN 的治疗过程中,活血化瘀法贯穿始终,根据中医不同证型的辨证治疗,均伍以活血化瘀法。选方以桃红四物汤为主,药物选用桃仁、红花、赤芍、益母草、川芎、丹参、泽兰等。

2. 中西结合,相得益彰

糖皮质激素和细胞毒药物的运用是现代医学治疗 LN 的主要手段,具有见效快、疗效确切等优点,但同时药物的不良反应较大,故孟如教授在临床上强调中西医联合配伍使用,取其优势互补,协同奏效。

肾上腺皮质激素:属本病首选药物,轻型者(Ⅰ、Ⅱ型者)无需大剂量治疗;临床表现较重者(Ⅳ型)需大剂量治疗。常用药物如泼尼松、甲基泼尼松。

细胞毒类药物:本类药物常与激素联合应用,不仅可减少激素用量,缩短疗程,减少激素的不良反应,而且可以提高疗效。常用药物如环磷酰胺、硫唑嘌呤、环胞霉素。

孟如教授认为:LN活动期以西药激素及细胞毒药为主,中药清热解毒为辅,可以迅速控制症状,阻断肾脏病理损害;缓解期以中药滋阴补肾、养阴益气为主,西药为辅,可以调整免疫功能,促进肾脏病理进一步恢复,防止复发。通过中西药物的联合运用,不仅治愈率明显提高,且复发率明显降低,堪称有一举双得之功。

第二节　重症肌无力

重症肌无力(MG)是以神经肌肉接头处传递障碍为主的自身免疫性疾病。临床表现与中医"睑废""睑垂""视歧"和"痿证""虚劳""大气下陷"等病证相似。

一、辨治经验

(一)病因病机

中医认为,脾主肌肉,主四肢。先天禀赋不足,脾肾气虚,加之后天饮食失节、劳欲过度等因素进一步损伤脾肾而发为本病。脾虚不能运化水谷精微,四肢、肌肉失其所养,故出现乏力;另因火能生土,先天肾阳不足,后天脾阳失其温煦,致脾之阳气亏虚,运化输布功能失常,四肢、肌肉失于濡养而出现乏力;又因肝肾同源,先天肾精不足可使肝血亏虚,筋骨失濡,病变后期可出现腰膝酸软、步履艰难之表现,最终导致肝、脾、肾气血俱亏。故孟如教授认为,脾肾亏虚,气血不足,肢体肌肉失养是其基本病机。只有把握其要,从治本入手,方能有的放矢,取得预期效果。同时也应认识到,由于本病病程较长,脾虚湿困日久可化热而出现湿热内蕴之标实。气血亏虚日久,气虚运血无力可致血瘀阻络,故在治本的同时应注意是否有标实存在,若是则标本兼治。

(二)诊病要点

以问诊、望诊为主要诊察方法。孟老临证中首先抓住MG患者上睑重坠下垂,或肌无力等主要症状,了解患者发病的诱因,如有无感冒、发热、腹泻或过度疲劳等,询问西医的诊治及用药情况;同时查看 MG 患者确诊的相关现代医学检查及专科检查资料,如肌疲劳试验阳性,或新斯的明试验阳性,或肌电图检查异常,或血清乙酰胆碱抗体阳性,胸部 CT 检查有无胸腺瘤或是否胸腺瘤术后等等,以此判断患者病情的轻重和预后。

从中医证型来看,中气不足证患者有一侧或双侧上睑重坠感及下垂,朝轻暮重,复视,少气懒言,肢软无力,或伴纳呆便溏,舌淡、苔白、有齿痕等症状,同时观察患者一侧或双侧上睑下垂程度的轻重,有无受累侧眼球固定,并观察患者全身及肢体运动的强度。气阴两虚证、气血两虚证、脾肾阳虚证患者均有全身乏力、饮水则呛、语言謇涩、咀嚼无力或吞咽不利等症状。其中,气阴两虚证兼有气短乏力、脘痞纳呆、咽干口燥、潮热盗汗、五心烦热、头昏耳鸣、舌质淡或红、少苔等表现;气血两虚证为久病,且兼有局部或全身肌无力或肌萎缩、心悸气短、语声低微、面白无华、舌淡苔白等表现;脾肾阳虚证兼有步履艰难、食少便溏、形寒怯冷、汗出、清涎、面白肢浮、舌淡胖有齿痕、苔白滑等表现。气虚血瘀证除有病史较长、全身肌无力、构音不清、吞咽不利、进食或饮水则呛、精神倦怠、行走困难等症状外,还有唇色黯红、舌质紫黯或有瘀斑、瘀点、血液流变学检查异常等表现。孟老常以此作为中医辨证论治的依据。

(三)辨证思路

孟老认为本病以中气不足为主。其病变过程中,可因脾虚化源不足而致气血两虚或气阴两伤;日久不愈气损及阳而见脾肾阳虚;气血相依,气为血之帅,气行血行,气虚推动无力而致血瘀,脾为生痰之源,肺为贮痰之器,脾虚气不化津,则津聚为痰。先天不足或后天失调,脾肾亏虚,气血阴阳不足,肢体肌肉失养为基本病机。本病主要累及脾、肾两脏,以虚损为主要表现,但临床上往往会因虚致实,出现本虚标实的表现。据临床表现,本病归属中医"上胞下垂""睑废""痿证"等范畴。

结合西医分型(改良 Osseman 分型法),中气不足证常见于本病的Ⅰ型(眼肌型)和Ⅱa型(轻度全身型),临床最多见,系因脾胃虚弱,中阳不足,运化无力,气血生化乏源,眼睑肉轮失于濡养所致。另外,气阴两虚证以脾气虚弱、肾阴不足为主,多见于本病的Ⅱa型(轻度全身型)和Ⅱb型(中度全身型);气血两虚证以脾胃虚弱,气血生化乏源为主,多见本病Ⅱ型(全身型)久病者;而脾肾阳虚证以脾气虚弱、肾阳不足为主,多见于本病的Ⅲ型(重度激进型),因本证型病情较重,临床需高度警惕出现肌无力危象;气虚血瘀证

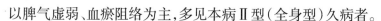

以脾气虚弱、血瘀阻络为主,多见本病Ⅱ型(全身型)久病者。

此外,因脾虚不运,水湿内困可致脾虚痰湿,或湿困中焦,郁久化热又可致脾虚湿热内蕴等之本虚标实证,临证中当辨清虚实,审因论治。

(四)分型论治

辨证论治是中医诊治疾病的精髓所在,重症肌无力的中医治疗离不开这一基本原则。孟如教授根据该病的基本病机特点,结合临床分为以下几个证型进行辨治。

1. 中气不足

常见于本病的单纯眼肌型。症见眼睑下垂,乏力气短,面色萎黄,纳呆便溏,舌淡苔薄白,脉细弱。

治则:健脾益气、补中升阳。

方投补中益气汤加味。药物组成:黄芪 30g,当归 10g,北沙参 25g,白术 15g,茯苓 25g,陈皮 10g,柴胡 10g,炙升麻 10g,山药 30g,灵芝 15g,甘草 3g。

2. 脾肾气阴两虚

常见于本病的延髓肌型、全身肌无力型。症见肢软乏力,饮水则呛,咀嚼无力,腹胀纳呆,气短乏力,咽干口燥,腰膝酸软,或有潮热盗汗,五心烦热,舌淡或红少苔,脉细弱。

治则:益气养阴,健脾补肾。

方投四君汤合六味地黄汤加减。药物组成:黄芪 30g,北沙参 25g,白术 15g,茯苓 25g 生地黄 15g,山茱萸 10g,山药 30g,泽泻 15g,牡丹皮 10g,陈皮 10g,女贞子 12g,甘草 3g。

3. 脾肾阳虚

常见于本病的全身肌无力型。症见肢体无力,步履艰难,吞咽不利,胸闷气短,食少便溏,形寒肢冷,面色苍白,舌胖淡有齿印,苔白滑,脉沉细而迟。

治则:温补脾肾。

方投四君汤合右归丸加减。药物组成:北沙参 25g,白术 15g,茯苓 25g,熟地黄 12g,山药 30g,山茱萸 12g,泽泻 15g,菟丝子 25g,杜仲 15g,当归 12g,淫羊藿 15g,鹿角胶 30g。

4. 气血亏虚

常见于本病各型久病者。症见局部或全身肌无力明显,部分肌肉萎缩,咀嚼吞咽困难,气短懒言,语声低微,面色苍白,纳呆便溏,舌淡苔薄白,脉细弱。

治则:气血双补。

方投十全大补汤加味。药物组成:黄芪 30g,当归 12g,白芍 15g,川芎 12g,生地黄 15g,北沙参 25g,白术 15g,茯苓 25g,山药 30g,炙黄精 30g,灵芝 15g,炙甘草 5g。

5. 脾虚气弱,湿热内蕴

部分重症肌无力患者除有肢软乏力等表现外,伴有胸膈痞闷,纳呆,口干苦,大便不爽,小便短黄,舌苔黄腻,脉滑。

治则:标本同治。

方投补中益气汤合温胆汤加减。药物组成:竹茹 5g,枳实 15g,半夏 15g,陈皮 10g,茯苓 25g,薏苡仁 30g,白术 12g,柴胡 12g,升麻 12g,黄芪 15g,北沙参 20g,甘草 3g。

6. 气虚血瘀阻络

常见于本病的全身肌无力久病后。临床除有脾虚气弱、血虚失养的系列症状外,尚有唇舌黯淡,或舌有瘀斑,脉细涩,或实验室检查有血流变学异常改变的血瘀症状存在。

治则:以益气养血、活血通络。

方投黄芪四君汤合桃红四物汤加味。药物组成:黄芪 30g,山药 30g,北沙参 25g,茯苓 25g,当归 12g,赤芍 15g,川芎 12g,桃仁 12g,红花 12g,丹参 15g,生蒲黄 15g,甘草 3g。

二、验案赏析

【案1】

孙某,女,36 岁。1997 年 12 月 8 日初诊。

患者反复上睑下垂 7 年,加重 3 月。患者诉 1990 年底因上睑下垂、乏力住某医院神经内科,当时曾出现吞咽困难、饮水呛咳等症状,经作相关检查确诊为"MG(延髓肌型)",予服抗胆碱酯酶药治疗,症状缓解出院。之后常因劳累、感冒及经期出现上睑下垂,加服中药症状减轻,病情基本稳定,于 1994 年停服西药。今年 9 月以来因劳累后上睑下垂症状加重,复视,乏力肢软,来诊时除有上述症外还伴有夜眠多梦,经期颈部皮肤起痒疹,纳可,大便调,小便黄,舌红苔薄白,脉细。诊其为"痿证、上胞下垂",证属中气不足,兼风热外袭。

治宜补中益气、升阳健脾,兼疏散风热。

1 号方:补中益气汤加味。黄芪 30g,太子参 30g,白术 15g,茯苓 25g,陈皮 12g,当归 15g,柴胡 12g,炙升麻 12g,炙甘草 5g,枸杞 30g,菊花 10g,桑叶 15g。

2 号方:荆防败毒散合四君子汤加减。荆芥 12g,防风 12g,柴胡 12g,前胡 15g,川芎 12g,枳壳 12g,桔梗 12g,北沙参 25g,茯苓 25g,白术 15g,怀山药 30g,连翘 30g,甘草 3g。

嘱上二方交替水煎服,每日 1 剂,日服 3 次。

1 个半月后复诊时诉药后右上睑下垂症状及精神好转,睁闭眼及视物基本正常,颈部皮肤痒疹消失,仅劳累后右上睑有重坠感,右眼白睛发红流泪及干涩发痒感,舌脉同前。治疗有效,宜在原治则基础上加减治之。

两个月后三诊时诉药后右上睑下垂症状消失,睁闭眼基本正常,双目流泪发痒症除,目涩减,仅经期右眼睑轻微沉重感,时腰痛及足跟痛,心烦易怒,夜寐易醒,大便干,小便利,舌尖红苔薄黄,脉细。治疗见效,兼肝肾不足。

治宜益气健脾基础上兼予滋养肝肾为治。

1 号方:杞菊地黄丸合二至丸加味。枸杞 15g,菊花 10g,生地黄 15g,怀山药 15g,茯苓 25g,泽泻 12g,牡丹皮 10g,女贞子 12g,旱莲草 12g,麦冬 12g,五味子 6g。

2 号方:补中益气汤加味。黄芪 15g,太子参 30g,白术 15g,茯苓 25g,当归 15g,柴胡 15g,炙升麻 12g,陈皮 12g,郁金 15g,枳实 15g,夜交藤 15g,甘草 3g。

连服半年以上病证明显缓解。10 余年来随访,患者间断服用中药,临床症状完全缓解,病情未出现反复。

【案 2】

杨某,女,35 岁,1997 年 10 月 27 日初诊。

患者全身肌无力、构音障碍 6 年,加重 1 年余。患者诉 1991 年 10 月始出现轻微言语不清,半年后双下肢肌肉无力,2 年后出现双上眼睑重坠下垂感,言语含糊不清加重,饮水呛咳,吞咽不利,复视,曾于 1996 年初因病症进一步加重而入住省某医院,经作相关检查确诊为"重症肌无力(全身型)",予服抗胆碱酯酶药等治疗症状时有减轻,但病情不稳定。来诊时服"溴化吡啶斯的明,60mg/ 次,3 次 /d"。现症全身肌无力明显,行走困难,言语含糊不清,多言易累,气短,吞咽不利,饮水及进食呛咳,双上睑重坠下垂,睁眼无力,复视,便溏日三、四行,唇黯红,舌黯淡边有齿痕,苔薄白,脉细涩,化验血流变学异常。诊其为"痿证",证属气虚血瘀阻络。

治宜益气健脾、活血通络。方拟黄芪四君子汤合桃红四物汤加味。

处方:黄芪 30g,太子参 30g,怀山药 30g,茯苓 30g,桃仁 12g,红花 12g,生地黄 15g,当归尾 15g,赤芍 15g,川芎 12g,紫丹参 15g,泽泻 30g,生蒲黄 15g,甘草 3g。水煎服,每日 1 剂,日服 3 次。

此方加减调治 1 月后,诉自觉精神好转,全身无力减轻,能自己慢步行走,双眼睑重坠感明显减轻,睁闭眼自如,吞咽较前顺利,偶有饮水呛咳,时感胸闷气短,纳眠及二便正常,唇黯红,舌淡红苔薄黄,脉细,复查血流变学正常。效不更方,巩固疗效。

第三节　干燥综合征

干燥综合征(简称 SS)是一种侵犯以泪腺和大唾液腺为主的慢性炎症性的自身免疫性疾病,可致腺体外多器官的损害。临床以眼和口的干燥为主要表现,分为原发性和继发性两种,后者常合并一种或几种自身免疫性疾病,如系统性红斑狼疮、类风湿关节炎、硬皮病、混合性结缔组织病、桥本氏甲状腺炎等。该病的病因和发病机制目前尚不清楚,中西医治疗均较为棘手,属现代难治性病证之一。

一、辨治经验

(一)病因病机

1. 先天禀赋不足　本病多为阴虚之体,阴津不足,内有郁热,病从热化、燥化,更加伤灼阴津,致清窍失养,而发本病。

2. 后天失调　过食辛辣之品或久病或泄泻、发热、失血等致阴津亏虚而发本病。

3. 外感六淫之邪　风、寒、暑、湿、燥、火之邪,伤津耗液,或外邪入里化热,使阴津耗伤而发本病。

总之,本病为阴津亏虚,病位在口、眼等清窍,亦可累及全身,与肺、脾(胃)、肝、肾密切相关、甚则可累及皮肤、肌肉、关节。本病性质属本虚标实,

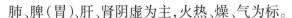

肺、脾(胃)、肝、肾阴虚为主,火热、燥、气为标。

(二)治疗原则

1. 润燥当须益气 由于本病具燥象丛生的特点,归属中医之"燥证"范围,遵《黄帝内经》"燥者润之,濡之"的法则,治疗多用甘润之品以缓其燥。然而,因本病又可累及多系统的损害,出现脏腑气血亏虚的表现,故又归属"虚劳"范围。

孟如教授认为,本病多为阴虚之体内伤积劳,神气内耗,渐至精血虚少,诸脏腑失濡,气阴虚亏,亦有热邪内蕴,日久阴津亏损,化生内燥,进而致阴伤气耗;此外气虚运血无力则可致血瘀。故临证中本病除有燥象外,尚可有气虚、血瘀之见证。并认为治疗本病若仅以润燥难以获效,只有气阴兼补,方可使燥证得缓而获满意疗效。宜以养阴益气、生津润燥作为主要治疗原则,选用增液汤合黄芪生脉饮组成基本方随症加减,灵活变通;气阴虚兼有血瘀者,基本方中加四物汤或丹参以养血活血。

2. 治燥尚须兼固脾肾 由于本病系一慢性可累及多系统的病证,可致诸脏腑气血阴津亏虚,以肺、肝、脾(胃)、肾脏之气阴亏虚为主,而脾(胃)、肾之气阴亏虚为其根本。脾气虚、脾失健运可见腹胀、便溏、纳食不化等症,津液不足可见口舌干燥、舌红少苔等症;脾阴不足则胃阴亦易虚,胃失脾助,和降失职,其气上逆,又可见干呕、呃逆之症。故对本病的治疗,除用甘润之品治燥外,调补脾(胃)肾之气阴亦较为重要。

临证中孟如教授以滋阴润燥、益气生津为治,兼固脾(胃)肾,选用基本方增液汤合(黄)芪怀(药)生脉饮加天花粉、玉竹、乌梅等药治之,既补脾、肾之气,又益脾、胃、肾之阴,兼补肺、肝之气阴,而达生津润燥之目的。依此治之既使诸燥之象得缓,又可使诸如大便稀溏、腹胀、纳食不化等症状得以改善,病情好转。

3. 润燥兼治继发病 SS常常继发一种或几种自身免疫性疾病,造成多系统的损害,临床中多见系统性红斑狼疮(或狼疮性肾炎)、类风湿关节炎、硬皮病、桥本氏甲状腺炎。

孟如教授认为,尽管本病可伴发各种病症,但燥证之表现均始终不同程度地存在着,故应以润燥为其本,在给予养阴益气、生津润燥的同时,辨病与辨证结合治疗继发病证。如继发系统性红斑狼疮属肝肾阴虚证者,在润燥的基本治则下加滋补肝肾之二至丸、六味地黄丸加减治之。继发狼疮性肾炎致慢性肾衰者,加滋补肝肾之二至丸和清热、泄浊、祛瘀之川连、生大黄、丹参等药治之,且川连、生大黄均有降低尿素氮的作用。继发类风湿关节炎属风湿热痹阻者,加羌活、豨莶草、忍冬藤、威灵仙、桑枝、苡仁、伸筋草、秦艽等以疏风、清热、利湿、通络,伴类风湿关节炎之关节变形痛甚者,加骨碎补、淫羊藿、寄生、鸡血藤膏、鹿衔草、木瓜、丹参、制乳香、没药等以补肾壮骨、活血通络。继发硬皮病属肝郁血瘀证者,加当归芍药散或丹栀逍遥散以调肝健脾,属肝肾阴虚证者,加杞菊地黄丸滋肝养肾明目。

(三)辨证论治

1. 燥邪伤肺证

症见:干咳无痰或痰少而黏稠、难以咯出,口干咽燥常伴发热恶寒、关节肿痛等症,舌质红,苔薄黄而干,脉浮数。

治则:清肺润燥止咳。

方药:清燥救肺汤化裁。

组成:桑叶15g,杏仁12g,石膏15g,银花12g,连翘15g,沙参15g,炙枇杷叶12g,麦冬15g,阿胶10g(烊化服),生甘草6g,胡麻仁15g。

随症加减:痰中带血加白茅根15g,白及15g;关节肿痛加羌活10g,威灵仙12g。

2. 肺肾阴虚证

症见:咳嗽痰少,咳声不扬,鼻咽干燥,心烦,夜寝不安,午后潮热,腰膝酸软,形体消瘦,皮毛干枯,舌质干红少苔,脉细数。

治则:清肺益肾,滋阴生津。

方药:百合固金汤加减。

组成:生地15g,熟地15g,百合12g,当归12g,白芍15g,生甘草5g,玄参15g,桔梗15g,川贝母15g,鱼腥草30g。

随症加减:咽痛甚者加牛蒡子15g;口渴者加天花粉20g,芦根30g。

3. 肝肾阴虚证

症见:口咽干燥,眼干乏津,耳鸣目眩,胸胁胀闷或胀痛不适,烦躁,五心烦热,腰腿酸软,大便干结,舌干红少津,脉细弦。

治则:滋补肝肾,益阴生津。

方药:一贯煎合左归丸或知柏地黄丸。

组成:沙参20g,麦冬12g,生地15g,当归15g,枸杞15g,知母12g,黄柏12g,丹皮15g,龟板胶15g(烊化服),山茱萸15g,川楝子15g。

随症加减:内热甚者加地骨皮15g,青蒿20g。

4. 脾胃阴虚证

症见:口干咽燥,口干不欲饮,眼干,胃脘隐痛,大便干结,小便黄少、舌红少津、脉细数。

治则:健脾益胃,养阴生津。

方药:益胃汤合玉女煎加减。

组成:沙参 15g,麦冬 15g,生地 15g,知母 15g,玄参 15g,玉竹 15g,石膏 15g。

随症加减:便秘甚者加生大黄 10g(后下);不思食、食后腹胀加山楂 15g,神曲 15g。

5. 气阴两虚证

症见:口眼干燥,气短懒言,神疲乏力,或有腹胀纳差,心慌,夜寐不安,腰膝酸软,舌红少苔,脉细数。

治则:益气健脾,滋阴补肾。

方药:六味地黄丸合八珍汤。

组成:生地 25g,丹皮 15g,泽泻 20g,茯苓 15g,怀山药 25g,山茱萸 15g,沙参 15g,白术 10g,当归 15g,杭芍 15g,川芎 12g。

二、验案赏析

【案1】

吴某,女,68 岁,初诊日期 1997 年 4 月 17 日。

患者口、眼干燥 16 年,伴大便稀溏 3 年,于 1986 年经西医有关检查确诊为干燥综合征并类风湿关节炎。16 年来曾服中、西药治疗效不佳。来诊时诉口、眼鼻干燥明显,怯寒易外感,全身骨关节痛,少气懒言,头昏,胃脘不适,纳呆,大便溏日三四行,小便调。查见患者面部及全身皮肤干燥多皱而起屑,弹性较差,面色晦黯无华,形消体瘦,角膜干燥,口唇干燥起屑,舌淡红少津、中有裂纹,舌前、中部无苔,舌根部有极少薄白苔,脉滑,重取无力。

中医辨证:肺脾肾气阴亏虚,胃阴亏损。治以益气益阴、生津润燥。

处方:太子参 30g,麦冬 20g,五味子 10g,怀山药 30g,生地 12g,玄参 12g,天花粉 25g,石斛 12g,玉竹 12g,扁豆 15g,骨碎补 15g,甘草 3g,每日 1 剂,水煎服。

连服 1 周后患者精神较前好转,口干稍减轻,纳食增,全身骨关节痛亦减,大便溏次数减,仍感双目干涩,唇干起屑,舌淡红少津、中有裂纹,舌根、中部苔薄白,脉细弦。于前方去骨碎补、天花粉,加枸杞 30g,菊花 12g,木贼草 12g。

再服 1 周后来诊诉双目干涩减轻,口干,唇干起屑症状明显好转,精神转佳,纳食基本正常,大便日 1 行已成形,小便自调。面部皮肤稍润有泽,全身皮肤干燥脱屑症减,舌淡红少泽,舌根、中部苔薄白,脉细。续上方去木贼草加黄芪益气以助生津巩固。

治疗 2 月后,患者口唇干而起屑症已除,头昏、口干、目涩诸症均减,精神、饮食尚好;但诉双膝关节痛甚,伸屈不利,双腕、肩关节酸痛,日一二行,舌淡红少津,舌前无苔,薄白,脉弦滑。辨证属脾胃气阴两虚、肝肾不足,兼湿热痹阻。治以养阴益气润燥。

处方:初诊时方作为 1 号方,拟下方为 2 号方。

2 号方:黄芪 15g,羌活 12g,防风 12g,归尾 15g,赤芍 15g,姜黄 15g,木瓜 12g,伸筋草 12g,桑枝 15g,豨莶草 15g,忍冬藤 25g,甘草 3g。2 方交替,水煎服。

两周后诸关节痛有所减轻,口眼诸干燥症状大减,精神尚好,纳食正常,二便调,续前 2 方加减调理,巩固疗效。

按:SS 临床所见不多,因其常合并一种或几种自身免疫性疾病而使病情复杂多变。孟如教授在润燥治燥的同时较注重益肺脾肾之气,补脾胃肾之阴,从而使先后天之气阴得补,津液得充,诸燥得缓,以增液汤合(黄)芪怀(山药)生脉饮为基本方剂配伍;其中,增液汤既滋肾水,又益胃阴,生脉饮气阴双补,黄芪补脾肺之气,怀山药既补脾肾之气又益脾阴,诸药合用共奏养阴益气、生津润燥之效。

【案 2】

臧某,女,56 岁,于 2005 年 8 月 21 日初诊。

患者 1996 年确诊为桥本氏甲状腺炎,1998 年确诊为干燥综合征,近 5 个月来常口干,咽痒或痛,易发口腔溃疡。半月前病情加重。现感咽干略痛,口干舌燥、眼干,动则汗出,双手心发热,时恶寒,全身关节疼痛,心悸,不欲食,左上腹胀痛,时有肠鸣腹痛,纳可、眠差,大便 2 次 / 日,先干后溏,腹痛则便,唇干红,舌干黯红、裂纹、苔薄少津,脉弦。

中医辨证:气阴两伤,湿困脾胃。

治则一:滋阴生津、健脾燥湿。药用玄参 15g,麦冬 25g,生地 15g,天花粉 15g,桔梗 12g,陈皮 12g,柴胡 12g,黄芩 12g,葛根 30g,苍术 15g,厚朴

12g。

治则二：益气生津，养阴除烦。药用苏条参 25g，麦冬 25g，玄参 15g，五味子 10g，生地 15g，天花粉 15g，女贞子 12g，青蒿 20g，鳖甲 25g，旱莲草 12g，知母 12g，丹皮 10g。

每日服 1 剂，两方交替服用。

9月20日复诊，患者服上两方各 6 剂后，感恶寒无、咽痛减、余症亦稍减，现症见：口眼干燥，易汗出，眠差，大便 2~3 次 / 日，先干后溏，唇干红，舌干黯红、裂纹、苔薄少津，脉细弦。

中医辨证：肺脾（胃）肾阴虚、脾虚健运。治则：滋阴益气、健脾祛湿。

1 号方：太子参 25g，麦冬 20g，玄参 15g，五味子 10g，桔梗 12g，生地 15g，苍术 15g，天花粉 15g，厚朴 12g，神曲 20g，陈皮 12g，威灵仙 15g，甘草 3g。

2 号方：玄参 15g，麦冬 20g，生地 15g，天花粉 15g，桑枝 30g，秦艽 15g，豨莶草 15g，怀山药 30g，山茱萸 15g，茯苓 30g，丹皮 10g，泽泻 30g，五味子 10g。1 号方以益气健脾、除湿止痛兼滋胃阴为主，2 号方以滋养脾（胃）肾之阴，祛湿止痛为主，两方交替水煎服。

20 余天后，患者感全身关节疼痛明显缓解，口眼干燥、易汗出亦有明显减轻，精神好转、纳增，但仍有唇干红、舌干黯红、裂纹、苔薄少津、脉细，以后两方调理，巩固疗效。

按：患者已届老年之人，久病之下，致先天之肾及后天之脾均已亏虚，出现气阴两虚、湿困脾胃、虚实夹杂之症。孟如教授拟以两方用药，一方以健运后天之脾胃为主，一方以滋补先天之肾阴为主，两方交替服用，疗效较好。但临证之中，本病除阴虚之证外，每多兼风湿热之邪痹阻，拟祛风除湿清热，多选用羌活、桑枝、威灵仙、忍冬藤、姜黄、木瓜、伸筋草、秦艽、薏苡仁；久病血虚兼血瘀明显者，常用桃红四物汤以养血活血化瘀。总之，孟如教授在注重润燥治燥，滋肺脾（胃）肝、肾之阴外，常注重临床实际，随症辨证施治，体现了中医辨证论治的基本原则。

第四节　风湿免疫性疾病

风湿病广义上指影响到骨关节及其周围软组织，如肌腱、滑囊、筋膜等一组疾病。自身免疫性疾病是自身免疫调节机制受到损伤,引起器官病变和临床症状的一类疾病。风湿病与机体的免疫调节异常有关,故合并研究治疗,统称为风湿免疫性疾病(以下简称本病)。本病不仅仅局限于关节病变,常累及全身各器官,在临床上病情变化多端,病程迁延反复,难以治愈。

一、辨治经验

(一)深研病因,分症治疗

孟如教授临症时,强调病因,认为病因不仅是引起本病的原因,还包括了机体发病后的反应性、特异性、个体的差异性,体现了中医的整体观。在治疗本病时,强调脏腑辨证、八纲辨证、气血津液辨证。本病常累及多个脏腑,用一种辨证方法很难概括,用几个简单的证型很难求全。所以孟如教授强调"深研病因,分症治疗",才能做到急则治标,缓则治本,分辨、归纳临床症状作为治疗的依据,辨病和辨证相结合,病证结合,方能条理清晰,思路明确。如系统性红斑狼疮的治疗,孟如教授提出:"不以 SLE 作为笼统的病证结合点,改为以各器官、各系统常见的临床表现作为病症结合依据,如 SLE 发热、SLE 神经系统损伤、狼疮肾、SLE 血小板减少性紫癜等的证治。"

(二)难治之病,执简驭繁

本病病程长,病情复杂。临床常见表里同病,寒热虚实互见,治疗很难面面俱到。孟如教授认为"难治之病,执简驭繁"是关键,治疗要重点突出、标本同治、数方同用。历代医家治病,常予中药一个处方,而孟如教授对本病均施予两个处方,甚至多个处方交替使用,疗效甚好。多个处方交替使用,是标本同治的具体运用。标和本是一个相对概念,用以说明病变过程中各种矛盾的主次关系。从邪正来说,正气是本,邪气是标;从病因与症状来说,病因是本,症状是标;从疾病先后来说,旧病、原发病是本,新病、继发病是标。常有医者,每逢病情复杂、多脏受损,处方就"大而全",药味杂投,标本皆治,反而治疗不佳。孟如教授认为本病难用一个处方达到标本同治,故孟如教授习用两个处方,一般是 1 号处方治疗其标,2 号处方治疗其本,或者两个处方,标本同治,各有重点,相互协同,增强疗效。孟如教授创用一病多处方治疗,具有 4 个基本特点:一是药味少而精,针对性强;二是诸法兼用,不致混乱;三是层次分明,突出重点;四是整体治疗,易于康复。

(三)中西互补,审因用药

孟如教授对本病采取西医确诊,中医辨证分型治疗,以病为纲,病症结合,分症治疗,审因用药的治疗方法。本病临床常见体液免疫亢进,免疫复合物增多,广泛的血管炎、变态反应、肾上腺皮质功能紊乱等病理变化。针对这些病理变化,临床一般用药情况如下:抑制免疫为主的方药,如增液汤等;抗炎性反应的方药,如犀角地黄汤等;抗过敏、抗免疫复合物的方药,如过敏煎等;调节肾上腺皮质功能的方药,如六味地黄丸、二至丸以及六味地黄丸历代系列加减方,如知柏、麦味、杞菊、归芍等地黄丸。具有明显的气虚、阳虚时,才用黄芪、桂枝、附子等药,剂量应偏小,中病即止,不可常服。临床如遇患者无症状疾病,孟如教授采用"微观辨证治疗"。如镜下血尿、SLE 静止期等,根据实验室检查,现代医学对疾病的生理、病理的研究,采用针对疾病病因、病变发展过程的干预性治疗。如 SLE 静止期,用滋补肾阴为主,调平阴阳,预防复发。

二、验案赏析

【案 1】

张某,女,31 岁,2005 年 3 月 10 日初诊。

患者 SLE 病史 13 年,前日因外出受凉后,出现发热,咽痛,咳嗽,痰多黄稠,流清涕,口干苦,盗汗,夜间足心热,二便调,纳食尚可,月经调,舌质偏红,苔薄白,脉弦数。辨为外感风寒,郁而化热,肾阴亏虚。

1 号方:小柴胡汤和千金苇茎汤化裁。柴胡、荆芥、重楼、桃仁、金果榄各10g,黄芩、法夏、瓜蒌仁各15g,鱼腥草、芦根、苡仁、葛根各30g,甘草3g。

2 号方:以麦味地黄丸合泻白散、玄麦甘桔汤化裁。地骨皮、桑白皮、桔梗、五味子、丹皮各10g,生地、山茱萸、泽泻、茯苓、玄参、麦冬各15g,怀山药30g,甘草3g。各2剂,每日1剂,先服1号处方,再服2号处方。

3 月 14 日复诊,患者前症已无,仅有微咳,痰白少量,1 号处方改为杏苏散化裁,2 号处方以麦味地黄丸化裁而愈。

【案 2】

陈某,女,40 岁,2005 年 3 月 12 日初诊。

患者 SLE 病史 3 个月,症见:颜面对称性蝶形红斑,双手指冻疮样皮损,神疲乏力,潮热汗出,低热、口渴欲饮,时有心悸、脱发,小便短赤,大便干,舌红,苔薄黄、脉滑。实验室检查:ANA(+),1∶160(周边型),抗 SM(+),抗ds-DNA(+),C3:0.34g/L,肝肾功能正常,血、尿、大便常规正常。胸片、心电图、B 超检查均正常。

辨为热毒炽盛,肝肾心阴虚。治宜清热解毒、凉血养阴、滋补肝肾。

1号方:以生脉饮、青蒿鳖甲汤、犀角地黄汤、二至丸合用。五味子10g,麦冬、青蒿、苏条参、鳖甲、知母、生地、旱莲草、丹皮、芍药各15g,女贞子30g,水牛角50g。

2号方:以增液汤、知柏地黄丸化裁。知母、焦柏、五味子、山茱萸、丹皮各10g,生地、麦冬、玄参、怀山药、茯苓各15g,泽泻、白茅根各30g。

各3剂,每日1剂,先服1号处方1剂,再服2号处方1剂,交替服。

6剂后,颜面红斑减少,色渐浅,前症均有减轻。守原方加减化裁治疗2个月后,颜面及手指皮损消失,症状明显好转。后改1号处方以生脉饮、二至丸、酸枣仁汤合用;2号处方以增液汤、麦味地黄丸合用。再经过2个月治疗,症状基本消失。实验室检查:ANA(−);抗SM(−),抗ds-DNA(−),C3:0.68g/L。

第五节　硬　皮　病

硬皮病是一种以皮肤变紧、变硬、纤维化为临床特征的较为常见的自身免疫性疾病,发病率仅次于系统性红斑狼疮,病因及发病机制至今尚未明了,故目前尚缺乏有效的根治手段。由于本病常伴有心、肺、肾、消化道等多脏器病变,往往预后较差,因而早期及时有效的治疗尤显重要,可使病情停止发展或缓解。硬皮病属中医"皮痹"范畴。

一、辨治经验

孟如教授认为本证的形成是在气血不足,卫外不固的前提下,风寒湿邪乘虚而入,痹阻经络,或由于阳气虚衰,阴寒内生,凝于肌表,气血痹阻以致瘀血形成,属本虚标实之证。临床上往往以寒证多见,但气血痹阻日久亦可郁而化热。例如伴有返流性食道炎的患者,一方面有皮肤紧绷发硬、肢冷、青紫等寒凝肌表的表现,另一方面又有口苦,咽喉至食道灼热疼痛感即化热的表现。九味羌活汤既能散寒除湿,又可兼清湿热,桃红四物汤养血活血通痹,两方合用达到标本兼治的目的,最切合本病的病机,故在临证中多获良效。

在诊治硬皮病时,孟如教授基于本病大多是由于气血不足,卫外不固,风寒湿邪痹阻经络或阳气衰微,阴寒内生,凝于肌表,气血痹阻,肤腠失养,以致全身皮肤硬化、增厚或萎缩的认识,因而采用散寒除湿、通络行痹、养血活血之法,以九味羌活汤合桃红四物汤为主,随证治疗本病,取得了较满意疗效。

以九味羌活汤合桃红四物汤为基本方:羌活12g,防风12g,苍术12g,川芎12g,细辛3g,白芷12g,炒黄芩12g,生地黄15g,甘草6g,桃仁12g,红花12g,当归15g,赤芍15g。每日1剂,连服15剂为1个疗程。气虚者加黄芪、白术、灵芝;病程较长、阳气虚衰者去炒黄芩加淫羊藿、菟丝子。若患者出现肺、心、肾、消化道等脏器受累明显症状,则根据标本缓急,随证治之。

二、验案赏析

【案1】

李某,女,31岁,1997年5月26日初诊。

患者全身皮肤变黑,四肢关节疼痛1年;全身皮肤变硬5个月,于1997年5月经皮肤活检病理切片等有关检查,确诊为系统性硬皮病。症见:全身皮肤发硬,紧绷感,广泛性色素沉着,皮肤干燥无汗,四肢关节痛,屈伸不利,膝软无力,神疲,脱发,口干苦,饮食、睡眠、二便正常,舌淡红,苔薄白,脉细。患病前半年曾产一孩,产后身体较弱。既往史无特殊,心肺肾功能正常。肝功能:ALT:67u/L,AST:50u/L,GGT:65u/L,3项转氨酶指标均高于正常。

四诊合参,属中医"皮痹"范畴,乃由于产后气血亏虚,卫外不固,腠理不密,风寒湿邪乘虚外袭,凝于肤腠,气血痹阻所致。治以散寒除湿,通络行痹,养血活血。

方用九味羌活汤合桃红四物汤:羌活12g,防风12g,苍术15g,川芎12g,细辛3g,白芷12g,生地黄15g,炒黄芩12g,桃仁10g,红花10g,当归15g,赤芍12g,甘草3g。每日1剂。

连服15剂后,病情有所好转,守方再继续治疗将近俩月,四肢关节痛除,活动灵活,皮肤变软,紧绷感消除,色素沉着减少变浅,精神转佳,脱发减少,肝功能复查正常,嘱其继续服药调治,以巩固疗效。

【案2】

徐某,女,33岁,工人。

患者因持续高热1月余,面部及四肢远端皮肤大片红斑,全身关节肌肉疼痛,心悸,咳嗽痰多,胸痛,于 1976 年 8 月 18 日来诊。

检查:急性病容,体温 40.2℃,面部手背及足踝四周大片红斑,压之褪色,疼痛,心界不大,心律齐,心率 120 次 / 分,未闻及病理性杂音。两肺呼吸音粗糙,无啰音,肝剑下 4cm,右肋下 1cm,轻触痛。胸片:两肺纹理增多,双下肺有斑片状影,符合胶原性疾病之肺部改变。心电图示:窦性心动过速,心肌受损。肝超声波:肝在右肋下 1cm,剑下 4cm,肝波较密。Rt:Hb:10.5g/L,WBC:10 800/mm³。尿常规:正常。血沉:23mm/h。肝功:SGPT:16u,ZnTT:30u,TTT:18u。黄疸指数:5u。2 次血中均未找到狼疮细胞。西医初步诊断:系统性红斑狼疮。中医辨证:阴虚内热,气滞血瘀。治则:滋阴降火,理气活血。

处方:生地、太子参、丹参、秦艽、白茅根、黄芪各 30g,女贞子、旱莲草、郁金、麦冬各 15g,知母 12g,五味子 9g,甘草 6g。上方加减配合泼尼松 5mg/d,治疗 3 月余,红斑消退,血沉、超声、心电图基本正常。肝功除 ZnTT:22u 外,余皆正常。

1977 年 3 月患者又感全身骨蒸烦热,面部再次出现大片肿胀疼痛之红斑,指趾关节及双上臂红肿发硬,皮肤弹性消失,不能捏起,局部冷感,四肢指趾青紫。血中仍未找到狼疮细胞,类风湿因子:强阳性。心电图示:心肌受损。经皮肤科会诊,诊为"系统性硬皮病,硬变期,继发于皮肌炎"。

中医辨证:阴阳两虚,瘀血阻滞。治以温阳益阴,活血通脉法。

内服方:黄芪、党参、丹参各 30g,麦冬 24g,当归、川芎、红花、灵仙、大芸、巴戟天各 15g,桂枝 12g,五味子、广血竭各 9g,土鳖虫 6g,麻黄 3g。

外熏洗方:透骨草 30g,川芎、红花、防风各 24g,制首乌 9g,苍术 18g,桂枝 30g,乳香、没药各 12g。

用上方加减配合泼尼松治疗 1 月余,上臂皮肤开始变软,临床症状逐渐缓解。治疗半年后,面部、手部皮肤变软,活动恢复。心电图、血沉等检查正常。改用益气养阴,滋肾活血,蠲痹通络法。用黄芪生脉二至加减治疗,泼尼松 10mg/d,至 1978 年 7 月精神体力恢复,皮肤弹性好,颜色正常,临床症状缓解,担当全部家务劳动。1979 年 8 月复查,血、尿常规,血沉、心电图均正常,肝功除 ZnTT 外,余正常。

第六节　甲状腺功能亢进症

甲状腺功能亢进症(简称甲亢)是由于多种病因引起的甲状腺素分泌过多的一种自身免疫性疾病。临床以高代谢症群、神经兴奋性增高、甲状腺弥漫性肿大、不同程度的突眼症为特征。根据其以急躁亢奋、多食消瘦、恶热多汗、心悸心慌、大便量多、目突颈肿为特点,归属中医"瘿病""心悸"等范畴。

一、辨治经验

(一)强调气阴两虚为本,治病求本

孟如教授认为,本病的发生主要是由于情志所伤、饮食等因素损及肝气,肝旺克脾,脾不运化,气机郁滞,津聚痰凝,痰气交阻,壅结于颈前而成。其主要病机为痰火壅结、气郁化火、火热伤阴而耗气,气阴两虚;而又以心、肝、肾阴虚为主,兼有气虚。并认为本病属本虚标实,以气阴两虚为本,又与肝热有关,气、痰、瘀交结壅滞为标;治疗当求其本,兼治其标,故以益气养阴为治本大法,予柔肝、滋肾、养心,兼清泻肝热,临床常选用生脉饮合二至丸、生脉饮合增液汤,生脉饮合酸枣仁汤为基本方,适当选加清肝泻热之桑叶、黄药子等药治之。从有关临床研究和药理研究资料得以证明,益气养阴药能调整自身免疫功能,调整交感神经对甲状腺的作用,能改善甲状腺功能和能量代谢等。对甲亢的治疗有肯定疗效。

(二)注重气、痰、瘀交结壅滞为标,辅以治标

由于本病的发生与肝密切相关,肝郁则气滞,气滞则津聚痰凝,且气滞日久易致血行不畅而成血瘀,气郁、痰结、血瘀均为致病的病理产物,属标实,只有将其从体内清除,病证方可有好的转归。因此,孟如教授在益气养阴治本的同时给予理气、化痰、消瘀、散结等法治其标,标本同治,方获良效。孟如教授临床常用的治标方药有四逆散、金铃子散、柴胡疏肝散、温胆汤、半夏厚朴汤及桃红四物汤及浙贝、夏枯草、莪术、鸡内金、生牡蛎、甲珠等。当肝火偏旺,标急明显时,宜急则治其标,予龙胆泻肝汤为主清肝火治之。

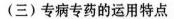

（三）专病专药的运用特点

孟如教授辨证运用以上治法的同时，亦较注重专病专药的运用，其中，黄药子是较常选用的药物之一。该药能清热解毒、凉血泻火、化痰散结、消肿散瘀。《本草纲目》云其"凉血、降火、消瘿、解毒"。现代药理研究认为，该药中含碘，能使肥大的甲状腺重量减轻，腺组织和血清蛋白结合碘增加，对各种类型的甲状腺肿均有一定治疗效果。孟如教授常常在以上治法的基础上配入黄药子治疗甲亢，临床获明显效果；但因该药对肝脏可造成损伤，故不宜久用，用量不宜过大，一般以 10~12g 为宜。

二、验案赏析

【案 1】

李某，男性，24 岁，工人，初诊日期 1997 年 9 月 30 日。

患者主诉手抖、出汗三年，伴乏力、心悸 1 年余，加重 2 月。西医确认为"甲亢"，曾服西药治疗效不佳而自行停服。其来诊诉乏力、气短、时心悸，恶热出汗，手抖，心烦易怒，少寐多梦，有饥饿感，消瘦，二便正常。查体：面潮热，皮肤湿温，体重 52kg，双侧甲状腺Ⅱ度肿大压痛，HR：90 次/分，律齐，各瓣膜听诊区未闻及病理性杂音，腹（−）。舌淡红少津，苔薄黄，脉细数。化验甲功 TT3、TT4、rT3、FT3、FT4 均高于正常值，血常规正常。

中医辨证为气阴两虚、气郁火旺，治宜益气养阴、清热泻火、消肿散结，方投生脉二至饮合栀豉汤加味。

药用：苏条参 25g，麦冬 20g，五味子 10g，女贞子 12g，旱莲草 12g，焦栀 10g，淡豆豉 10g，黄药子 10g，夏枯草 12，莪术 15g，鸡内金 10g，酸枣仁 30g，生牡蛎 30g，甘草 3g。水煎服，日服 1 剂。

连服 2 周后复诊，诉心悸除，乏力、气短、手抖、烦躁等症减，仍诉眠差，汗出，口干苦，大便日 2 次，小便调，舌淡红，根苔黄腻，脉滑。中医辨证属气阴两虚、痰火内扰，治宜益气养阴、清化痰热、潜阳安神，方投生脉酸枣仁汤合温胆汤加味。药用：苏条参 25g，麦冬 20g，五味子 10g，酸枣仁 30g，知母 12g，茯神 15g，川芎 12g，竹茹 5g，枳实 15g，法夏 15g，陈皮 12g，黄药子 10g，生龙牡 30g，甘草 3g，水煎服，日服 1 剂。

再服 2 周后诸症大减，精神好转，眠稍安，舌淡红，苔薄黄，脉弦细。各处查甲状腺功能除 TT3 值偏高外，其余项值均为正常，继守以上二方交替加减调治 2 月，病情基本稳定。

【案 2】

张某,女,22 岁,患甲状腺功能亢进症 2 年余,于 1997 年 5 月 2 日来诊。

诊时:消食易饥,双眼球突,烦躁易怒,目干涩,汗出,动则尤甚,口渴喜饮,手抖,瘰可,二便正常。查 T3:3.5mmol/L,T4:159mmol/L。舌质淡红、微紫,少苔,脉弦细。

处方:黄芪生脉二至汤加味。黄芪 30g,苏条参 25g,麦冬 15g,五味子 10g,女贞子 12g,旱莲草 12g,炙甘草 5g,10 剂。

服后,目干涩、汗出、口渴除,余症稍减。予原方加地龙 10g,再进 50 剂后,诸症大减,查 T3:3mmol/L(正常值 0.9~2.8mmol/L),T4:146mmol/L(正常值:55~144mmol/L)。舌脉同前。仍以黄芪生脉二至汤加清肝明目,疏肝理气,通络止颤类药物治疗到 1998 年 4 月 21 日,除双眼球微突外,余症除,反复检查 T3、T4,均正常。停服中药,间服他巴唑片(现甲巯咪唑)至今,未复发。

按:甲状腺功能亢进症是由于自身免疫反应等因素致使甲状腺腺泡细胞分泌过多的相应激素而引起的疾病。其病机实多为痰、瘀、气、火,虚以阴精耗伤为主。此案归属于中医"肝火"范畴。其系肝火上炎,气阴两虚所为,拟具有滋阴补肾、益气止汗之黄芪生脉二至汤为主方,加减对证(症)治疗,必然显效矣。

第七节　血小板减少性紫癜

血小板减少性紫癜属于难治性疾病。临床常见出血,如皮肤瘀点、瘀斑、鼻及牙龈出血、消化道及泌尿道出血、月经过多,甚至颅内出血而危及生命等。病情特点为反复发作,持续数周或数月,甚至迁延数年。西医治疗依赖肾上腺皮质激素、免疫抑制剂、蛋白同化激素、输血小板、脾切除等。文献报道应用上述药物治疗,疗效差异很大。因本病发生机制不甚明确,使用这些药物可能缺乏针对性。况且长期运用,不良反应较大,患者难以坚持。

一、辨治经验

该病属于中医"血证"范畴,病程较长,迁延难愈,用药繁多,治疗多无规律,临床症状反复发作,中西医结合治疗,疗效较好。血小板减少性紫癜所致血证,其病机以气虚不摄、火热熏灼多见。《景岳全书·血证》言:"血本阴精,不宜动也,而动则为病。血主营气,不宜损也,而损则为病。盖动者多由于火,火盛则逼血妄行;损者多由于气,气伤则血无以存。"

孟如教授临床辨证以气阴两虚、血热妄行两型多见,惟气血贯穿疾病始终,这是由于该病的性质及致病特点所致,与其他出血性疾病有所区别。气血为病多缠绵难愈,病程较长或反复发作。故调理气血在治疗中占有重要地位,气血和,则诸症自除。如何调理气血,孟如教授有独到的经验。血小板减少性紫癜常见类型多属自身免疫性疾病,孟如教授认为此类疾病的发生与发展,与机体先天因素、后天环境因素及精神情志因素等密切相关。先天禀赋不足,则正气不足,外邪易于乘虚而犯;后天失养或感受邪毒及情志所伤均可导致机体脏腑阴阳失衡,气血亏损而发病。孟如教授临证首先必须辨虚实、定脏腑、审气血、查阴阳之偏盛偏衰而补偏救弊。

该病首当分清血热与气虚孰重,气虚为甚,当先治气,气行则血行,气和则血和,方选四君生脉合二至丸,四君汤益气健脾,生脉散合二至丸益气养阴、滋补肝肾。血热为甚,当先治火,清热泄火,凉血止血,清热不忘养阴,方选犀角地黄汤合生脉散,犀角地黄汤清热凉血,生脉散益气生津敛阴。血症后期多见血虚为重,加之思虑过度,伤及心神,治疗多加以养血宁心安神,方选生脉散合酸枣仁汤,针对病因病机,二方合用,最为恰当,临证中亦每获良效。孟如教授辨证施治,充分体现了中医疗法在治疗血小板减少性紫癜中的优势。

二、验案赏析

【案1】

李某,女,47岁。

患者因皮肤瘀点瘀斑反复发作半年余,2008年8月22日收住入院。

患者初发时曾在某医院就诊,行骨髓病理检查示:巨核系增生伴成熟障碍性血小板减少性紫癜;血常规示血小板28×10^9/L。西医诊断为血小板减少性紫癜,曾予输注地塞米松及血小板治疗(具体剂量不详),后改泼尼松50mg,每日1次;雷公藤多苷2片,每日3次治疗。上症控制不理想,激素不能撤减,疗效也不明显。8月11日复查血小板12×10^9/L,服用泼尼松60mg,每日1次治疗。入院症见:四肢皮肤散在青紫瘀点瘀斑,倦怠乏力,头晕,心悸气短,眠差梦多,舌质淡暗少津、苔薄白,脉细弱。查血常规:血小板 15×10^9/L,白细胞 10.5×10^9/L,红细胞 4.02×10^9/L;ANAS(-)。

孟如教授辨证为气阴两虚,治以益气滋阴摄血,首选四君生脉二至丸加味。

处方:太子参 25g,茯苓 30g,白术 15g,麦冬 15g,五味子 10g,白芍 15g,地榆 30g,女贞子 15g,旱莲草 15g,酸枣仁 15g,炙甘草 15g,大枣 10g。4 剂,每日 1 剂。

服上方后,患者觉倦怠乏力、头晕有所减轻,皮肤瘀点瘀斑逐渐消退,仍觉心悸眠差,舌质淡暗,苔薄白,脉细。更方为当归芍药散合生脉酸枣仁汤加味,处方:当归 15g,白芍 15g,川芎 12g,白术 15g,茯苓 30g,怀山药 30g,生龙骨 30g,生牡蛎 30g,太子参 25g,麦冬 20g,五味子 10g,酸枣仁 15g,炙甘草 10g。3 剂,每日 1 剂,治以补血养血,宁心安神。

患者皮肤瘀点瘀斑明显消退,复查血小板 37×10^9/L,开始每周减泼尼松 5mg,继续用上两方加减治疗。出院时患者皮肤瘀点瘀斑剩少许褐色印记,无新鲜瘀斑出现,复查血小板 40×10^9/L。门诊随诊继续治疗,血小板数虽未上升到正常,但临床症状明显改善,激素顺利撤减,病情控制稳定。

【案 2】

赵某,女,60 岁。

患者因"皮肤瘀点瘀斑反复发作 5 年余,加重 1 月余"于 2008 年 11 月收住入院。病初期曾在某医院就诊,行骨髓病理检查提示骨髓象呈 ITP 表现;血小板 25×10^9/L。西医诊断为血小板减少性紫癜,间断服激素治疗多年,近期服泼尼松 5mg,每日 1 次治疗。现合并糖尿病及高血压,血糖及血压时有波动。入院症见:周身皮肤散在青紫瘀点瘀斑,颧红,身热,口渴,便秘,烦扰不安,眠差梦多,舌质红、苔黄,脉弦数。查血常规:血小板 55×10^9/L,白细胞 10.2×10^9/L,红细胞 4.76×10^9/L,ANAS(-)。

孟如教授辨证为血热妄行,治以清热泻火、凉血止血,首选犀角地黄汤合生脉散加减。

处方:水牛角 100g,生地黄 15g,白芍 15g,牡丹皮 10g,知母 12g,茯神 30g,川芎 12g,酸枣仁 15g,太子参 25g,麦冬 15g,五味子 10g,炙甘草 15g。4 剂,每日 1 剂。

服上方后,患者瘀点瘀斑减轻,颧红、身热、口渴减轻,但觉眠差梦多,心胸烦闷,舌质暗红、苔薄黄,脉细。治以养血安神、清热除烦,更方为当归芍药散合生脉酸枣仁汤加减。处方:当归 15g,白芍 15g,川芎 12g,白术 15g,茯苓 30g,泽泻 30g,生龙骨 30g,生牡蛎 30g,太子参 25g,麦冬 20g,五味子 10g,酸枣仁 15g,炙甘草 10g。3 剂,每日 1 剂。

服上方后,眠差梦多、心胸烦闷减轻,复查血小板 92×10^9/L。继续用上两方加减治疗。患者皮肤瘀点瘀斑消退。复查血小板 100×10^9/L,予停服泼尼松,病情控制稳定出院。

第八节 紫癜性肾炎

紫癜性肾炎(HSPN)是指由过敏性紫癜引起的肾脏损害,临床表现主要为蛋白尿、血尿,严重的可以出现肾衰竭,病理以坏死性小血管炎为基本病变,伴 IgA 免疫球蛋白复合物于肾小球系膜区、内皮下沉着。HSPN 多发生于儿童,但成人并非少见。西医主要以抗组胺药、糖皮质激素治疗,但疗效不确切,经常复发,不良反应较多。

紫癜性肾炎以坏死性血管炎为基本病变。HSPN 的发病机制表现为以 IgA 为主的免疫复合物在肾小球系膜区和毛细血管祥沉积,同时激活补体引起免疫性损害。目前,现代医学认为紫癜性肾炎与免疫功能紊乱有关。此外补体和血小板活化、炎性细胞因子等在紫癜性肾炎的发病机制中亦起着重要的作用。

一、辨治经验

紫癜性肾炎据临床表现可归属于中医的"尿血""肌衄""腰痛"等范畴。一般认为本病的病因病机或为风热毒邪、阴虚火旺迫血妄行,或为气虚不摄、血溢脉外,必兼血瘀。治疗多为清热解毒、滋阴清热、凉血止血,益气固脱止血。

孟如教授根据多年临床经验发现素体肝旺,或肝经郁热,或肝火内盛,复加风热、湿毒、药毒等外邪侵袭,或饮食失节,饮食鱼虾、辛辣等生风动血之物,内外合邪则循经入里,引动内热,迫血热入血分妄行,血不循经溢于脉外,发于肌肤即为紫癜,损伤肾络,血溢膀胱发为尿血,发于胃肠则为便血;

肝经走胁肋,肝气不疏、气机不利发为胁痛,肝郁克脾则腹痛、呕吐;邪扰肾关,封藏失职,精微外泄,发为尿浊。

本病的基本病机是热伤血络,故治疗当以凉血止血为主,同时临床上本病多为本虚标实之证,病初以邪实为主,故应祛邪,后期以虚证为主,当以扶正为主,祛邪为辅,扶正祛邪不忘兼顾活血祛瘀,祛除瘀血阻络之患。治疗时应注意祛实勿忘扶正、扶正勿要留邪,勿犯虚虚实实之戒。血滞脉中或离经之血、瘀滞不行发为瘀血,瘀阻脉道加重出血。风、热、湿、毒瘀、虚为本病的主要病机,瘀血作为病理产物和致病因素贯穿疾病始终。临床急性期以阳证、热证、实证多见,但久病表现为气虚、阳虚、阴虚、气阴两虚。孟如教授根据多年临床经验发现素体肝旺,或肝经郁热,或肝火内盛,复加风热、湿毒、药毒等外邪侵袭,或饮食失节,饮食鱼虾、辛辣等生风动血之物,内外合邪则循经入里,引动内热而发病。治疗以疏肝清热、凉血止血为主,拟方过敏煎加减治疗,疗效显著。

处方:柴胡15g,黄芩10g,甘草3g,荆芥10g,防风10g,乌梅10g,麦冬15g,白茅根30g,板蓝根15g,绿豆20g。

湿热重加薏苡仁;血热者加生地、丹皮;血尿重加仙鹤草;口苦咽干重加玄参、栀子;心烦重加莲子心、黄柏;脾虚加白术、砂仁。儿童取1/2量。每日1剂,1个月为1疗程。

方中柴胡、黄芩疏肝清热为君药,荆芥、防风疏风清热,乌梅、麦冬养阴润燥,白茅根、板蓝根利湿清热凉血共为臣药,绿豆清热解毒,甘草解毒调和诸药共为佐药。诸药配伍使气畅郁疏,风热清、湿热祛,尿血得止。

二、验案赏析

【案1】

李某,女,21岁,2010年3月12日初诊。

患者主诉:反复发作血尿1年余,再发7天。患者1年前不明原因过敏后出现尿色深红,尿中带血,伴四肢皮肤点片状红色皮疹分布。到当地医院诊治后皮疹消退,尿常规示:红细胞(+~++)。7天前患者外感后再次出现双下肢皮疹。诊见:双下肢皮肤密布紫癜,色红,心烦易怒,时有胁痛,口苦咽干痛,头昏,小便红赤,大便干结,舌质红,苔薄黄,脉弦数。尿常规:红细胞(+++),蛋白(+)。

西医诊断:紫癜性肾炎。中医诊断:尿血。辨证属肝经郁热。治宜疏肝解郁,清热凉血。治以过敏煎加味。

处方:柴胡 15g,黄芩 10g,荆芥 10g,防风 10g,白芍 15g,乌梅 15g,麦冬 15g,白茅根 20g,板蓝根 20g,紫草 15g,绿豆 20g,甘草 10g。7 剂,每天 1 剂,水煎服。

3 月 19 日二诊:下肢皮肤少量紫癜散在,色暗红,咽痛缓解,口苦咽干、心烦易怒、胁痛减轻,头昏,小便色黄,大便正常。舌脉同前。但服药后胃脘不适。尿常规:红细胞(++),蛋白(-)。守上方加炒麦芽 15g、炒神曲 15g。再服 7 剂。

3 月 25 日三诊:下肢皮肤紫癜消退,口苦咽干、心烦易怒明显减轻,胁痛偶作,头昏减轻,小便色黄,大便正常。舌质红,苔薄黄,脉弦细。续以上方随症加减治疗 1 个月。

5 月 10 日随访,患者无不适,纳眠可,舌淡红、苔薄白,脉弦细。尿常规无异常。

按:患者素体肝旺,复加风热侵袭,内外合邪则循经入里,引动肝火,热入血分,迫血妄行,血不循经溢于脉外,发于肌肤即为紫癜,损伤肾络,血溢膀胱发为尿血;肝经走胁肋,肝气不疏、气机不利发为胁痛。治疗对内应疏肝、清肝、柔肝解郁热,对外应清热凉血止血,以疏肝清热、凉血止血为主。方中柴胡、黄芩疏肝清热,为君药;荆芥、防风疏风清热,乌梅、麦冬养阴润燥,白茅根、板蓝根利湿清热凉血,共为臣药;绿豆清热解毒,甘草解毒调和诸药,共为佐药。诸药配伍,使气畅郁疏,风热清、湿热祛,尿血得止。

【案 2】

王某,男,18 岁,2010 年 3 月 7 日初诊。

患者主诉:皮肤紫癜、尿血反复发作 6 个月。患者 6 个月前吃鸡蛋后双下肢出现绿豆大小紫癜,色红瘙痒,小便色红,腹痛便血。尿常规:红细胞(+++),蛋白(++)。诊断为过敏性紫癜、紫癜性肾炎,以泼尼松治疗后皮疹很快消退,遗留镜下血尿。但因劳累反复发作 2 次(一直服用泼尼松)。7 天前再次因劳累出现双下肢紫癜,肉眼血尿。诊见:双下肢紫癜,色紫红,咽痛,口干喜冷饮,时有腹痛,心烦,手足心热,舌质红绛,苔薄黄,脉数。肾功能:Scr:115μmol/L ↑,BUN:8.5mmol/L ↑;尿常规:红细胞(+++),蛋白(+)。

西医诊断:紫癜性肾炎;中医诊断:尿血,证属瘀热互结、热伤血络。治法:清热解毒,凉血散瘀;治以犀角地黄汤合小蓟饮子加减。

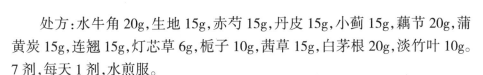

处方:水牛角 20g,生地 15g,赤芍 15g,丹皮 15g,小蓟 15g,藕节 20g,蒲黄炭 15g,连翘 15g,灯芯草 6g,栀子 10g,茜草 15g,白茅根 20g,淡竹叶 10g。7剂,每天1剂,水煎服。

3月14日二诊:药后尿色淡黄,咽痛、口干喜冷饮、心烦、手足心热明显减轻,偶有腹痛,皮疹明显消退。续用前方加减,再进7剂。

3月21日三诊:皮疹消退,咽干,手足心热未见好转,出现腰部酸痛,舌红少苔、脉细。尿常规:红细胞(+++),蛋白(-)。考虑患者实热已清,病久伤肾,肾阴不足,目前中医辨证应为阴虚火旺,治宜滋阴补肾、降火凉血,方以知柏地黄汤合大补阴丸加减。处方:知母 6g,黄柏 6g,生地 15g,山茱萸 10g,山药 20g,泽泻 15g,丹皮 15g,茯苓 20g,龟甲 20g,茜草 20g,郁金 15g,墨旱莲 15g,白术 10g。患者服上方10剂,自觉诸症消失,舌质淡红,苔薄白,脉细。肾功能:Scr:91μmol/L;尿常规:阴性。予二诊方加减巩固,3个月后查肾功能:Scr:67μmol/L;尿常规:阴性。

按:《金匮》载:"风伤皮毛,热伤血脉……热之所过,血为之凝滞。"提示风邪、热邪为患,同时提示瘀血在本病中的存在。病初以邪实为主,患者紫癜色紫红,舌质红绛,提示存在瘀血、热毒之邪;口干喜冷饮,时有腹痛,心烦,手足心热,苔黄,脉数,提示热邪炽盛,一派实热瘀血之象。治疗应以祛邪为主,犀角地黄汤合小蓟饮子清热解毒、凉血散瘀治标,小蓟饮子为治疗血淋、尿血属实热证的经典方剂,犀角地黄汤具有清热解毒、凉血散瘀之功效,多用于热毒炽盛于血分。二者合用清热凉血与活血散瘀并用,使热清血宁而无耗血动血之弊,凉血止血使血行而不留瘀,止血之中寓以化瘀,清利之中寓以养阴,使热清瘀去而不伤正。热邪耗气伤阴,后期热清邪去则以虚证为主,当以扶正为主,祛邪为辅,以知柏地黄汤合大补阴丸加减滋阴补肾、降火凉血;同时加用茜草、郁金祛除瘀血阻络之患,扶正祛邪同时兼顾活血祛瘀,最终邪去正复而病愈。

第九节 反复性尿路感染

反复性尿路感染是临床常见而又棘手的疾病。近几年来,随着抗生素的广泛运用,耐药菌株不断增多,反复性尿路感染呈现出疗程长、疗效不佳、复发率高的趋势。如何提高疗效,减少复发是至关重要的。

一、辨治经验

(一)基本病因病机认识

尿路感染又称泌尿系感染,是指多种微生物,如结核分枝杆菌、真菌、衣原体、病毒在机体内尿中生长繁殖,并侵犯尿路黏膜或组织所引起的感染。大肠杆菌是泌尿道感染最常见的致病菌。根据国内统计,尿路感染占泌尿系统疾病首位,约42%。中医学中无泌尿系感染这一名称,但根据其临床表现归属于"淋证""癃闭""腰痛"的范畴。

《素问·六元正纪大论》说:"太阴作初气,病中热胀,脾交积湿之气,小便黄赤,甚则淋。"《金匮要略·五脏风寒积聚病》篇认为"热在下焦者,则尿血,亦令淋秘不通"。《景岳全书·淋浊》谓:"淋之初病,则无不由热剧,无容辨矣。"指出病在急性期是热邪为患。《景岳全书》又云:"淋浊之证,其病位下焦,多由肾虚膀胱湿热,气化失调,水道不利所致。""炎热湿蒸,主客时令气,侵及脏腑者亦能致浊,此由外而入也。"此以热淋者居多,缘由湿热内侵或中焦湿热下注,蕴结下焦,或肾虚膀胱湿热而致膀胱气化无司,尿道不利,排尿不畅。《诸病源候论·淋病诸候》谓:"热淋者,三焦有热,气搏于肾,流入于胞而成淋也,其状以小便赤涩。"《丹溪心法·淋证》篇亦认为"淋有五,皆属于热"。《素问玄机原病式》认为六气为病,热类称淋,"乃热客于膀胱,郁结不能渗泄故也"。

(二)病机复杂,三因制宜

云南处于我国西南高原地区,气候干燥,民间又喜辛辣甘厚腻等易酿生湿热之品,故湿热之邪为多见,临床常见淋证绝大多数属热淋。国内外对该病多采用抗生素常规治疗或长期抑菌疗法,导致耐药菌株的不断出现,机体免疫功能低下,使感染反复发作,久治不愈,又转为"劳淋"。因此,单纯的抗菌疗法已难以满足临床需要。

(三)灵活辨证,方从证立

反复性尿路感染多属"热淋""劳淋"两型,中医理论认为"正气存内,邪不可干"(《素问·刺注论篇》),"邪之所凑,其气必虚"(《素问·评热病论篇》)。"正气"具有保护机体,抗御外邪的作用,正气不足多为免疫功能低下或失常。现代研究表明,本病存在全身及尿路局部免疫功能低下,通过增强尿路局部及全身免疫功能,可治愈和控制慢性尿路感染。中医中药治疗能提高机体功能,增强尿路局部及全身免疫功能,对抗生素有增效作用。

孟如教授总结急性尿路感染从属中医"热淋"范围,其病机主要是湿热蕴结下焦,膀胱气化不利,血热妄行,导致小便灼热刺痛,尿色黄赤或小便混浊,舌质红,苔黄腻等。而慢性尿路感染则从属中医"劳淋"范围,是常见的感染性疾病,多因秽浊之邪侵入膀胱,加上久病年老体弱、房事不洁、渗湿利尿药用之太过等因素导致湿热交杂、气阴耗伤、脾肾气虚等虚实夹杂的复杂证候。具有顽固性、迁延性、反复性的特点。此时单纯湿热已少见,肾阴湿热较为多见。正如朱丹溪所言:"诸淋所发,皆肾虚而膀胱生热也。"热淋治疗上宜采用清热解毒、利湿通淋的治则,劳淋以虚为主,虚中夹实,当治病求本,扶正与祛邪相结合,但不能拘泥,各病往往有主证、兼证,淋为主证,但须顾及兼证,整体辨证,标本兼治。临证遣方用药常以自拟方连翘八正散、尿淋清汤为基础,化裁加减。方用栀子、大黄等苦寒清热,连翘清热解毒,萹蓄、瞿麦、竹叶、木通利尿通淋;小蓟、白茅根凉血止血、清热利尿;生地养阴清热使湿热清而阴不伤,黄柏引药下行,以清下焦湿热。但又谨守病机各司其效,而不拘泥于某方某病,对湿热下注者采用四妙散,泌尿道感染治疗好转后留有腰酸背痛,阴虚者选用六味地黄丸加减,阳虚者选用金匮肾气丸加减。对素体脾胃虚弱不能耐受清热解毒药、寒凉中药的患者当调理脾胃,选用香砂六君子汤或平胃散加减,否则脾虚不运,难以达到治疗效果。标本缓急,进退有序,多有取效。

在治疗过程中,用药还应达到足够的疗程,否则病情易反复。急性期患者症状好转后仍应继续服药 5~7 天,以巩固和提高远期疗效。

(四)拓宽思路,勇于创新

尿路感染因素中妇产科疾患仍占第一位,糖尿病、泌尿系结石、导尿损伤等因素也很重要。更值得注意的是男性前列腺疾病损伤也不容忽视。近年来前列腺增生和细菌性前列腺炎明显增多,可致尿频急、尿流不畅,而发生前列腺炎时细菌又极易侵入膀胱,甚至上行发生上泌尿系感染。中医注重辨证分型,应脱离西医思维,不能认为只要有感染、发热,就大量用清热剂,而未从正邪对立,虚实错杂角度来辨证遣方。

从临床症状看,尿路感染的发生与发展过程,无论机体邪正盛衰,热毒均贯穿于疾病的始终。因此,清热解毒是治疗尿路感染的关键。而热毒久蕴下焦,造成组织炎症、肿硬或瘢痕形成,结砂成石,如此阻塞,又影响热毒从小便排出,两者相互影响,往往造成病情缠绵。治疗既要清热解毒,又要活血化瘀或扶正固本。同时应大力开发运用云南民间特色中草药如猪鬃草、鸡根等,往往有较好的疗效。

二、验案赏析

【案1】

赵某,女,25岁,已婚,农民,于2006年7月3日初诊。

患者发病2天,就诊时见:尿频,尿急,尿痛,尿后小腹刺痛,口渴,尿色赤,舌质红,苔黄微腻,脉滑数。实验室检查:血常规:WBC12.0×10⁹/L,尿常规:尿蛋白++,白细胞+/HP,红细胞3-5/HP。治以清热利湿,凉血通淋。方用连翘八正散加减:连翘、通草、车前子、萹蓄、瞿麦、灯心草、竹叶、小蓟、白茅根、石苇、甘草、猪鬃草、生地、葛根、黄柏。服上方3剂,水煎服,诸症好转,血常规正常,尿常规:蛋白(+),脓细胞2~3/HP,守原方再服3剂,尿常规正常。

【案2】

王某,女,57岁,退休。2008年8月29日来就诊。

患者自述3年来反复尿频、尿急、尿路灼痛、小便淋漓不畅,遇劳或感寒即发,伴腰酸乏力,眠差,舌质暗红,苔薄黄,脉虚细弱。前来就诊时查:血常规:WBC5.6×10⁹/L,尿常规:白细胞3~4/HP,红细胞1~2/HP。治以尿淋清汤加减:连翘、黄芪、木通、车前子、萹蓄、瞿麦、灯心草、竹叶、甘草、夜交藤、鸡根、补骨脂、骨碎补。服方5剂后好转,考虑患者年龄较大,抵抗力低下,且病程较长,故在原方基础上去通草、车前子,加熟地、茯苓、山茱萸、黄芪。继服5剂,随访至今未曾复发。

第十节 其 他

糖尿病

糖尿病是一种因体内胰岛素分泌相对不足或绝对不足而引起糖、脂肪和蛋白质代谢紊乱,并出现以高血糖及糖尿为主要特点的慢性疾病。本病

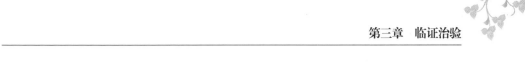

归属中医学的"消渴""消瘅"等范畴。

（一）辨治思路

1. 阴虚为本、燥热为标为病机之要

中医学认为，糖尿病（消渴证）的主要病机是阴虚为本、燥热为标。阴虚与燥热互为因果，燥热盛则阴愈虚，阴愈虚则燥热愈盛。其病变主要在肺、脾（胃）、肾三脏，而以肾为关键。多因先天禀赋不足，后天失调而致五脏虚弱，尤其是肾阴亏虚。而肾为先天之本，阴虚则虚火内生，上燔心肺，中灼脾胃，下则开阖失司，固摄无权。

孟如教授认为本病病程迁延，初起多呈热象，渐至阴虚而燥热；日久阴损及阳而致气阴两伤或阴阳两虚。并认为，在本病的发展过程中，肺、脾（胃）、肾三脏的病变既可有所偏重，又常相互影响。上焦肺燥阴伤，津液失于输布，则胃失濡养，肾失滋源；中焦胃热偏盛，灼伤津液，在上灼肺津，在下耗伤肾阴；下焦肾虚，肾阴不足，阴虚火旺，上灼肺胃，以致肺燥、胃热、肾虚，三脏同病，而见多饮、多食、多尿等临床表现。

2. 瘀血内阻、痰湿为患致生变证

孟如教授认为，本病因阴虚燥热，气阴两伤及阴阳两虚皆可使气血津液失于调畅，从而导致瘀血内阻、痰湿内生，加重本病。瘀血既是病理产物，又是糖尿病的继发致病因素。同时，阴虚燥热能灼津为痰；肺燥阴伤，肺失滋养，治节失宣，津液失于输布，亦可聚湿生痰；脾肾阳虚，水湿不运，则泛滥肌肤。因此，气血津液运行不畅，既停而为瘀血，又聚而为痰湿。痰瘀互结，留于体内，随气升降，无处不到，或阻于肺，或停于胃，或蒙心窍，或郁于肝，或动于肾，或流窜经络，或痰阻邪着而不行，则生各种变证。故本病常并发有肺痨，中风偏瘫，水肿等病证，后果严重。

3. 养阴清热为治则，妙组成方为新方

由于糖尿病（消渴证）的主要病机是阴虚为本，燥热为标；而肾为先天之本，主水藏精，为诸阴之本，故肾阴亏损为本病之根本。据此，当以滋肾养阴、清热生津为本病的基本治则。孟如教授临证中，抓住糖尿病之基本病理，针对其多虚、多瘀、多痰、多变证的病机特点，以及标本缓急之别，而选用滋阴润燥、清热生津的"增液汤"作为基本方随症加减治之。"增液汤"出自《温病条辨》，由玄参、麦冬、生地黄组成，是养阴清热的基础方。孟如教授以此方为基础，临证时巧妙选择其他各种方剂与之相配伍，从而组成不同新方，并灵活加减运用，以满足辨证施治和提高临床疗效的需要。

孟如教授认为,在糖尿病(消渴证)病变发展的某一阶段上,若出现以本虚为主、标实不盛时以治其本,择方据肺、脾(胃)、肾(肝)诸证亏虚程度不同而各有侧重。如临证中以"增液汤合生脉散"主治(心)肺气阴两虚为主之消渴证;以"增液汤合酸枣仁汤"主治以心脾(胃)两虚为主之消渴证;以"增液汤合二至丸""增液汤合六味地黄丸"主治以(肝)肾亏虚为主之消渴证等等。若出现糖尿病(消渴证)本虚与标实表现均明显时应标本兼治,补虚与泻实同施,如常用的有"增液汤合白虎加人参汤""增液汤合平胃散""增液汤合温胆汤""增液汤合桃红四物汤"等等。孟如教授妙组成方为新方,运用以上组方加减治疗本病获较好临床疗效。

4. 标本同治,两方交替服用为特色

孟如教授在临床中,对于糖尿病等复杂难治病证患者,常一诊后即开予1号、2号两张处方而分别取药,并嘱患者按序交替而日服其中1剂。这种服药方法是孟如教授的临床用药特色之一。

糖尿病等复杂难治病证,病因病机复杂,病情迁延,多个脏腑或五脏俱损,本虚与标实互见,临床多标本同治。因此,若按照临床常规以十余味药物组成处方欲整体兼顾之,则药少而力轻。如若铺张用药欲求面面俱到,则药多而力杂,主次不明,效如桴鼓者亦鲜见。为解决好这一问题,孟如教授根据临床辨证,通过巧妙组方,又予巧妙的交替服药方法以求达到最佳临床疗效。而1号、2号两张处方,均以标本同治为原则,各方主次侧重又有不同,这样侧重有别的两方交替服用,可达标本兼顾,获取良效之目的。如予1号方以增液汤合生脉二至丸加减、2号方以增液汤合杞菊地黄汤加减,两方交替服用。其中,1号方在养阴清热中偏重于补肺而兼顾补肾,而2号方则偏重于补肾而兼顾补肺,2日之中,养阴清热、肺肾同补而不偏废。又如予1号方以增液汤合桃红四物汤加减、2号方以增液汤合二至六味地黄丸加减,两方交替服用。其中1号方标本同治中侧重活血化瘀治标,2号方标本同治中侧重滋阴补肾治本。标本同治,故获良效。

(二)验案赏析

【案1】

胡某,男,37岁,于1999年11月3日初诊。

患者主诉:反复腰痛半年,加重1月余。并诉患有2型糖尿病7年,口服降糖药血糖控制不佳,1999年7月因出现蛋白尿,空腹血糖为14mmol/L,经西医检查诊为"糖尿病并肾病早期",1999年8月开始注射胰岛素治疗,来诊时皮下注射胰岛素早 15U,晚 9U。现症见:腰痛,口干渴欲饮水,自汗,盗汗,心悸气短,神疲乏力,肢体肌肉酸痛,大便时干时溏,小便混浊有沉淀。查见:面色少华,气短懒言,双下肢不肿;舌质黯红少津,边有齿痕,舌苔薄白,脉细。1 月前化验空腹血糖为 7.1mmol/L,尿蛋白定量为 841.8mg/24h,肾功能检查正常(BUN2.3mmol/L,Cr 10mmol/L)。中医诊断:消渴、虚劳。辨证:肝肾阴虚,兼肺脾气虚。治以滋肾养阴、益气、清热生津。

1 号方:增液汤合生脉二至丸加减。玄参 15g,麦冬 20g,生地 15g,太子参 30g,五味子 10g,女贞子 12g,旱莲草 12g,黄芪 30g,葛根 30g,桔梗 12g,桑枝 45g。

2 号方:增液汤合杞菊地黄汤加减。玄参 15g,生地 15g,麦冬 20g,怀山药 30g,山茱萸 12g,枸杞 30g,菊花 10g,西洋参 15g,葛根 30g,苍术 15g,秦艽 12g,桑枝 45g。1 号方、2 号方交替水煎服,每日 1 剂。

连服 2 周后,肢体肌肉酸痛有所减轻,汗出减少,精神稍好,但仍感腰酸痛,心悸,心烦少寐,舌质黯红少津,苔薄黄,脉弦细。

1 号方:酸枣仁 30g,知母 12g,茯神 15g,川芎 12g,女贞子 12g,旱莲草 12g,玄参 15g,麦冬 20g,生地 15g,天花粉 15g,甘草 3g。

2 号方:知母 12g,焦柏 12g,生地 15g,怀山药 30g,山茱萸 12g,茯苓 15g,牡丹皮 10g,泽泻 15g,女贞子 15g,旱莲草 12g,夜交藤 15g,黄芪 15g。上 2 方交替煎服,每日 1 剂。

连服两周诸证减轻,在此 2 方基础上再作适当加减,西医胰岛素治疗剂量不变。又连续治疗 2 月后,腰痛腰酸明显减轻,精神好转,睡眠转安,偶感心悸,小便中沉淀减少,舌质淡红,苔薄白,脉细弦;复查尿蛋白定量 255.9mg/24h。守以上治则巩固治疗半年后患者自觉症状明显缓解,病情渐好转,多次复查空腹血糖均在正常范围,尿蛋白定量为 148mg/24h,已在正常范围。

【案 2】

谭某,男,64 岁,于 1999 年 7 月 24 日初诊。

患者主诉:背部及左中腹部皮肤出现点片状发黑、发硬、皮损 1 月。其并诉患有 2 型糖尿病 20 余年,平素服西药格列本脲、格列吡嗪控制血糖,效果不太理想。1 月前无明显诱因出现背部及左中腹部皮肤见点片状发黑、发硬改变,经西医确诊为"硬皮病",给予静滴"丹参注射液"等治疗,症状缓解不明显,来诊时诉背部及左中腹部点片状发硬皮肤处有针刺感,自觉口干渴思饮,头晕,耳鸣,眠差,有饥饿感,大便时干时溏,小便次频量多,夜间 4~7 次,舌质黯红少津,舌苔白,脉弦滑。化验空腹血糖 15.0mmol/L。

中医诊断:消渴、皮痹。辨证:肾阴亏虚,血瘀阻络。治以滋肾养阴生津、活血化瘀通络,方投增液汤合桃红四物汤加味。

药物组成:玄参 15g,麦冬 20g,生地 15g,赤芍 15g,当归尾 15g,川芎 12g,桃仁 12g,红花 12g,天花粉 12g,葛根 30g,泽兰 15g,甘草 3g,水煎服每日 1 剂,西医维持原治疗不变。

连服 2 周后诸证减轻,背部及左中腹部硬化病变处皮肤较前变软,色素沉着渐变浅,硬化皮肤范围有所缩小,饮食及二便正常,但觉腰酸痛,耳鸣明显,舌脉同前,复查空腹血糖为 9.0mmol/L。

续以原方去葛根,加荆芥、防风各 12g 作为 1 号方。另以二至丸合六味地黄丸加味作为 2 号方,其药物组成:生地 15g,怀山药 30g,山茱萸 12g,茯苓 30g,泽泻 30g,牡丹皮 10g,女贞子 12g,旱莲草 12g,磁石 30g,当归尾 15g,丹参 15g,生牡蛎 30g。1 号方、2 号方交替水煎服,每日 1 剂。

连服 1 月后,背腹部硬化病变处皮肤进一步变软,色素沉着明显变浅,范围较前缩小,其余诸证亦大减,病情明显好转,续守方随症加减以巩固疗效,随访半年皮肤硬化病变未见反复,空腹血糖控制在 7.8~8.4mmol/L 之间。

【案 3】

师某,女,58 岁,患糖尿病 1 年余,于 1997 年 10 月 5 日来诊。

患者诊时症见"三多"并乏力,心悸,烘热汗出,目干痒,外阴及四肢夹缝处剧痒。查空腹 GS:15.6mmol/L,餐后 2h GS:19.8mmol/L,Glu:(+++)。舌质红,少苔,脉沉细数。

治以黄芪生脉二至汤加味。处方:黄芪 30g,苏条参 25g,麦冬 15g,五味子 10g,女贞子 12g,旱莲草 12g,怀山药 30g,玄参 15g,生地 15g,土茯苓 30g,地肤子 15g,白鲜皮 15g,20 剂。

患者服后,诸症均减。继服原方 30 剂后,诸症已微,查空腹 GS:6.09mmol/L (我院正常值为 3.89~6.11mmol/L),餐后 2hGS:8.44mmol/L(我院正常值为 3.89~6.8mmol/L),Glu:(±)。予黄芪生脉二至汤合增液汤加生津、益肾类药物治疗到 1998 年 9 月 20 日,诸症悉除。其间每隔 2 月查空腹、餐后 2h 血糖均正常,尿糖阴性。至今间断用上方加减与消渴丸交替服用,病情平稳。

　　按：糖尿病归属中医"消渴"范畴。阴虚为本,燥热为标是其关键病机。该例乃气阴两伤,毒邪内蕴所致。治以益气滋阴,清热解毒止痒。现代药理研究证实,方中黄芪、怀山药伍用,具有消除尿糖之功;麦冬、怀山药、生地具有明显降血糖作用;玄参亦有降血糖作用。此治疗,为中医辨证施治与现代医学对专病专药研究成果相结合的奥妙所在,故取效甚佳。

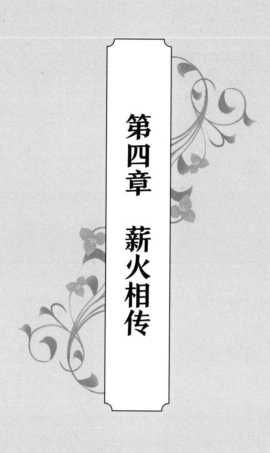

第四章　薪火相传

第一节　纤维素性支气管炎

纤维素性支气管炎在临床上较少见,其病因、发病机制尚不完全清楚,目前,大多数认为本病与变态反应有关,多用铸型学说解释。本病目前尚无统一的诊断标准,临床上主要依据患者咯出特征性的支气管管型或经纤支镜取出典型的支气管管型而确诊。

根据不同的临床表现和管型的病理特点,可将纤维素性支气管炎分为两种类型:①炎症细胞浸润型,该型的管型主要由纤维素构成,同时伴较多的炎症细胞如嗜酸性细胞、中性粒细胞的浸润。主要继发于基础的支气管肺疾病所引起的炎性渗出,肾上腺糖皮质激素有较好疗效。②非炎症细胞浸润型,主要由黏蛋白组成,纤维蛋白含量较少,不伴有或伴有少量炎性细胞浸润。该病主要继发于一些先天性心脏病,对糖皮质激素的疗效差。

对本病的治疗,孟如教授认为应分为急性期或慢性期急性发作和恢复期,前者系痰热入肺,宣降失常,肺不布津;后者系肺肾阴亏,虚热内生,清肃失职。随孟如教授临证时,逢其妙法治愈 1 例纤维素性支气管炎患者,印象极为深刻。对本例患者先以清热化痰、润肺止咳治之,待稳定后再以滋阴益肾、润肺活血立法。

【验案】

钟某,男,52 岁。1992 年 6 月 6 日初诊。

患者反复咳嗽咯血、胸闷憋气、咯出树枝状物半年,经许多医院检查确诊为纤维素性支气管炎。予抗生素、酚磺乙胺、泼尼松及中药治疗,症状稍减未除。症见:满月脸,向心性肥胖,咳嗽咳痰,每日咯出树枝状物 3~4 条,咯出后胸闷憋气减轻,伴心悸乏力,腰膝酸软,夜寐不安,唇微紫绀。舌质红微紫、苔薄黄微腻,脉细滑。

证属痰热蕴肺为标,肺肾阴虚为本。治宜化痰清热、润肺止咳为先。处方:麻黄 10g,杏仁、桃仁、葶苈子、莱菔子各 12g,苇茎、板蓝根各 25g,冬瓜仁、苡仁、白茅根各 30g,苏子、法半夏各 15g,甘草 3g。每日 1 剂,服 3 次。10 剂。仍服用泼尼松 5mg,每日 1 次。

6 月 16 日复诊,咳嗽咳痰大减,每日咯出树枝状物 1~2 条,胸闷憋气、心悸乏力好转，舌象同前，脉细滑微弦，药已中的，守方再进 20 剂。

　　7 月 4 日三诊，每日咯出树枝状物已不明显，除仍腰膝酸软外，余症均消，舌质红、苔薄黄，脉细微弦。泼尼松递减至每日 2.5mg，投生脉散合苇茎汤加味：苏条参、苇茎各 20g，麦冬、法半夏各 15g，五味子 10g，冬瓜仁、生龙骨、生牡蛎各 30g，桃仁、黄芩、蒲公英、牛蒡子各 12g。20 剂。

　　7 月 28 日四诊，诸症悉除，再拟上方合归芍六君子汤加味治疗，70 剂。

　　10 月 10 日五诊，病情稳定，舌质淡红、苔薄白，脉细弦。撤除泼尼松，投知柏地黄汤加味：知母、焦川柏、山萸肉、炙紫菀各 12g，生地、紫花地丁、海蛤粉各 15g，山药 30g，茯苓、泽泻各 25g，丹皮 10g，蒲公英 20g。30 剂。

　　11 月 12 日六诊，一般情况良好，舌质淡红、苔薄白，脉弦微细。知柏地黄汤、麦味地黄汤交替，并酌加清热解毒药如蒲公英、败酱草、紫花地丁、鱼腥草、半枝莲、白花蛇舌草及活血化瘀药如丹参、赤芍、桃仁、红花、三棱、莪术间断治疗，至 1993 年 1 月 8 日停药观察。随访 1 年未复发。

（李广文）

第二节　急性支气管炎

　　急性支气管炎，属中医"外感咳嗽"。急性支气管炎，系由病毒或细菌感染，或理化性刺激或过敏反应等引起的支气管黏膜的急性炎症。其归属于中医"外感咳嗽"范畴。《河间六书·咳嗽论》曰："寒、暑、燥、湿、风、火六气，皆令人咳嗽。"肺为娇脏，外受六淫外邪侵袭，玄府闭塞，则肺失宣肃，肺气上逆所致。治宜解表祛邪，利肺止咳。笔者根据孟如教授治疗该病的经验，结合本地气候、环境等因素，将其辨为两型治疗，不但疗效可靠，而且简洁明了。

一、辨证分型

　　临证以咳嗽咳痰、鼻塞咽痒为主症，舌质红或淡红，苔薄白腻或微腻，脉浮滑或滑者，辨为痰湿阻肺；以咳嗽声重、恶寒发热为主症，舌质红或淡红，苔薄黄腻或薄腻，脉弦或微数，辨为表寒入里化热。

1. 痰湿阻肺

采用宣肺解表（麻黄、杏仁、甘草），清肺化痰（苇茎、冬瓜仁、薏苡仁、桃仁），降气逐痰（葶苈子、莱菔子、苏子），祛风止咳（蝉蜕、浙贝母）等法。

2. 表寒入里化热

采用发表解肌（柴胡、黄芩、法半夏、葛根），清肺化痰（苇茎、冬瓜仁、薏苡仁、桃仁），清热止咳（连翘、生石膏、车前子、甘草）等法。

这样诸法伍用治之，能迅速祛除六淫外邪，达到利肺止咳目的。另外，痰湿阻肺型较表寒入里化热型多见，且疗效更佳。总之，只要辨证正确，必将效如桴鼓。

二、方药治疗

1. 痰湿阻肺

治宜化痰除湿，宣肺止咳。

方选四三汤加减：麻黄 12g，杏仁 12g，甘草 3g，苇茎 25g，冬瓜仁 30g，薏苡仁 30g，桃仁 12g，葶苈子 12g，莱菔子 12g，苏子 15g，蝉蜕 12g，浙贝母 12g。水煎服，每日 1 剂，日 3 次，3 日为 1 个疗程。

2. 表寒入里化热

治宜解表清里，润肺止咳。

方选小柴胡苇茎汤加减：柴胡 12g，黄芩 12g，法半夏 15g，葛根 30g，苇茎 30g，冬瓜仁 30g，薏苡仁 30g，桃仁 12g，连翘 30g，生石膏 15g，车前子 30g，甘草 3g。水煎服，每日 1 剂，日 3 次，3 日为 1 个疗程。

三、验案赏析

【案1】

王某，女，26 岁，教师。2000 年 2 月 9 日因"咳嗽咳痰 10 天"来诊。患者自诉 10 天前受凉后出现鼻塞，咽微痒，继则出现咳嗽咯黄痰，纳呆寐少，自服柱晶白霉素片、板蓝根片等药未效。症见舌质红，苔白腻，脉象滑。西医诊为急性支气管炎，中医诊为咳嗽，辨为痰湿阻肺，治宜化痰除湿，宣肺止咳，予四三汤加减方，3 剂治之，告愈。

【案2】

徐某，男，50 岁，农民。2000 年 4 月 10 日缘于"咳嗽反复发作 3 周"来诊。诊时咳嗽有痰不易咯，恶寒发热，头昏身重，纳寐不佳，大便正常，小便黄，体温 37.8℃,舌质红,苔黄腻,脉弦微数。X 射线检查:急性支气管炎征象。此属中医咳嗽,辨为表寒入里化热,治宜解表清里,润肺止咳。予小柴胡苇茎汤加减方(生石膏重用至 50g)2 剂。2 日后复诊,体温 36.5℃,诸症悉减,舌质红,苔薄黄微腻,脉稍弦。再予原方(生石膏减为 15g)3 剂后痊愈。

(李广文)

第三节　咳　嗽

跟随孟如教授多年的临床工作中结合自己的实践,运用小柴胡汤合千金苇茎汤加减治疗咳嗽不愈的病症,取得良好效果。

一、经典方析要

小柴胡汤是古代医家张仲景用来治疗伤寒少阳病的主方。"伤寒五六日,中风,往来寒热,胸胁苦满,默默不欲饮食,心烦喜呕,……或咳者,小柴胡汤主之。"该条文是仲景治疗少阳兼咳的例证。少阳为三阳之中枢,位居半表半里。运用小柴胡汤意在外透内清,调畅气津,助正祛邪。鼻为肺窍,咽喉为肺之门户,若正虚邪恋,由肺及肝,必然影响到肺之宣降功能,引致咽痒、干咳、口苦恶心等症出现。《中药大辞典》谓:柴胡有镇静、镇咳、退热,抗炎症渗出以及抗流感病毒的作用。小柴胡汤以柴胡为主药治疗因肺及肝之症。

千金苇茎汤是治疗咳有微热、烦满,是为肺痈之主方。外邪入里,久则瘀热相蕴而成痈。肺痈既成,便失去清肃之功能而致咳嗽。苇茎汤清热化瘀,消痈排脓,助小柴胡汤以加强止咳化痰、清热消痈之功,两方相合,清里达表,枢机畅利,痰祛瘀除,肺之升清肃降功能恢复,咳嗽咳痰,恶寒流涕,口苦等症自止。

二、经验方药

小柴胡汤和千金苇茎汤加减:柴胡 12g,黄芩 12g,法夏 15g,苏条参 15g,苇茎 25g,苡仁 30g,冬瓜仁 20g,桃仁 12g,甘草 3g。

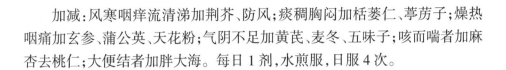

加减:风寒咽痒流清涕加荆芥、防风;痰稠胸闷加栝蒌仁、葶苈子;燥热咽痛加玄参、蒲公英、天花粉;气阴不足加黄芪、麦冬、五味子;咳而喘者加麻杏去桃仁;大便结者加胖大海。每日 1 剂,水煎服,日服 4 次。

三、验案赏析

【案 1】

谷某,女,45 岁,1994 年 7 月 29 日就诊。患者咳嗽 1 月不愈,咽痒即咳,咯白稠痰,夜间睡熟时咳嗽反重。喉中如有痰阻,咳引双胁下痛,胃脘胀闷,恶心、舌麻、牙痛。舌质红嫩,边有齿痕,苔微黄中腻,脉弦滑。诊断:咳嗽。辨证:此乃风痰恋肺,郁而化热。治宜止咳化痰,祛风清热,疏肝理气。处方:柴胡 12g,黄芩 12g,法夏 15g,枳壳 12g,苏条参 15g,苇茎 20g,苡仁 30g,冬瓜仁 25g,桃仁 12g,波蔻 10g,防风 12g,甘草 3g,2 剂。

1994 年 8 月 2 日复诊,服上方咳嗽咽痒减轻,恶心、脘胀、牙痛、舌麻消除。纳眠可,二便正常。苔薄白,脉弦滑。处方:柴胡 12g,黄芩 12g,法夏 15g,苏条参 15g,苇茎 25g,苡仁 30g,冬瓜仁 20g,桃仁 12g,防风 12g,蝉衣 10g,甘草 3g,2 剂而愈。

【案 2】

赵某,女,35 岁,省机电公司职工。1994 年 10 月 9 日就诊。病者于半月前因天阴下雨受寒引起感冒恶寒发热,咳嗽头痛。次日作客进食鱼虾等物后咳嗽加剧,声嘶哑,咽痒疼,咳嗽连声不止,痰少而黏稠,夜间加重。口苦恶心,胸闷气短,心烦,纳少眠差,口干,大便结,两日一行。舌红、苔薄白少津、舌边有齿痕,脉弦细带数。此外邪入里,化燥伤阴之症。处方:柴胡 12g,黄芩 12g,法夏 15g,苏条参 15g,苇茎 25g,苡仁 30g,冬瓜仁 20g,桃仁 12g,苏子 12g,葶苈子 15g,栝蒌壳 12g,蒲公英 30g,甘草 3g。2 剂。

1994 年 10 月 21 日复诊。服前方 2 剂咳减,口苦恶心除,咽痒声嘶好转。现咽痒才咳,痰少而黏稠,夜间咽痛,纳少梦多,全身少力,二便尚可。舌红苔薄白,脉细弦。处方:柴胡 12g,黄芩 12g,法夏 15g,苏条参 15g,苇茎 20g,苡仁 30,冬瓜仁 25g,桃仁 12g,玄参 15g,麦冬 15g,桔梗 12g,防风 12g,甘草 3g,2 剂而病愈。

（黄长林　李瑞祥）

第四节　脱　发

发为血之余,毛发的疏密枯荣反映着人体肾气盛衰,精血之亏盈。脱发是由于肝肾亏虚、精血不足,或湿热上蒸,或血虚风燥,或肝郁血瘀等原因,使毛发失养而脱落。脱发可发生于久病、重病之后的虚损患者,出现毛发渐落,稀疏而枯焦,亦可发生于身体健壮的青壮年,出现毛发突然大片脱落,甚至全部脱落,古称油风,现称斑秃。临证中根据患者发病的病因病机,分辨虚实分别论治并配合外治法取得了较好疗效。

一、六味地黄丸合二至丸加味治疗肝肾亏虚型脱发

肝肾亏虚型脱发多见于久病、重病之虚损患者。如临床上常见的系统性红斑狼疮患者的脱发多属此型。患者大多病程长,久病及肾,精血亏虚,毛发失养而脱落,尤其是使用激素及进行环磷酰胺冲击的患者,几乎都有明显的脱发,表现为毛发枯焦不荣,毛发渐落稀疏、折断,称为"狼疮发",并伴有腰膝酸软,烘热多汗,月经失调,目干涩等肝肾亏虚表现。

对此型患者采用滋补肝肾、养血益精之法治疗,临床上治疗30余例,患者服药后脱发明显减少的同时,全身症状亦有明显好转。

【验案】

陈某,女,25岁,患系统性红斑狼疮3年,曾使用过激素及环磷酰胺冲击等疗法。来诊时症见:脱发严重,毛发稀疏而枯焦,易折断,伴心烦失眠、焦虑、烘热多汗,月经3月未至,舌红少苔,脉细。证属肝肾亏虚,采用滋补肝肾、养血益精之法治疗,方选六味地黄丸合二至丸加味。药用:生地15g,山药30g,山茱萸12g,茯苓15g,泽泻15g,丹皮10g,女贞子15g,旱莲草15g,制首乌30g,黑芝麻30g,桑叶15g。水煎服,每日1剂,日服3次。治疗2月余,脱发明显减少,新发长出,全身症状明显减轻。

二、四妙散加味治疗湿热上蒸型脱发

湿热上蒸型脱发多见于青壮年的斑秃。由于过食肥甘油腻,或情志所伤,脾失健运,湿热内生,湿热上蒸,阻于发根,毛发失养脱落。多起病突然,

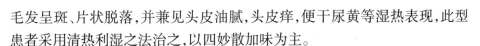

毛发呈斑、片状脱落,并兼见头皮油腻,头皮痒,便干尿黄等湿热表现,此型患者采用清热利湿之法治之,以四妙散加味为主。

【验案】

储某,男,48岁,工人。脱发1年余,头顶部毛发全部脱落,且眉毛亦全部脱落,心情十分苦恼,来诊时兼见头皮痒,头油多,口苦心烦,大便干,小便黄,舌红,苔黄腻,脉滑。辨证属湿热上蒸,采用清热利湿之法治疗,方选四妙散加味。药用:苍术15g,焦柏12g,生苡仁30g,怀牛膝15g,白鲜皮15g,白芷15g,川芎12g,刺蒺藜15g,赤芍15g,白茅根15g,茯苓20g,生甘草3g。水煎服,每日1剂,日服3次。治疗近3个月,患者头顶部毛发及眉毛逐渐重新长出,心情转佳。

三、荆防四物汤治疗血虚风燥型脱发

血虚风燥型脱发多见于青壮年的斑秃。由于思虑过度,耗伤心血,血虚而风热之邪乘虚而入,日久化燥而成血虚风燥之证,毛发失养而脱落。多起病突然,毛发呈斑、片状脱落,并兼见头皮痒,心悸、失眠、头晕,面色少华等血虚表现。此型患者采用养血祛风之法治疗,以荆防四物汤加味为主。

【验案】

王某,男,20岁,中医学院学生,枕后马蹄形脱发2年余,病起于高考紧张复习之后。来诊时兼见心悸、心烦失眠,白天注意力难集中,汗多,舌淡,苔薄白,脉细。辨证属"血虚风燥"采用养血祛风之法治疗,以荆防四物汤加味为主。药用:荆芥12g,防风12g,当归15g,川芎15g,赤芍15g,生地15g,白芷15g,刺蒺藜15g,白鲜皮15g,酸枣仁30g,夜交藤15g,制首乌15g。水煎服,每日1剂,日服3次。治疗近2月,脱发处新发渐长出,其他伴随症状亦明显减轻。

四、逍遥散加味治疗肝郁血瘀型脱发

肝郁血瘀型脱发多见于青壮年的脱发。由于情志所伤,肝郁气滞,气机不畅,气滞血瘀,瘀阻发根,毛发失养而脱落。多病起于精神刺激之后,毛发呈斑、片状脱落,并兼见心烦易怒,口苦胁痛,月经失调,眠差多梦等肝郁血瘀表现。对此型患者采用疏肝理气,活血化瘀,祛风通络之法治疗,以逍遥散加味为主。

【验案】

龚某,女,34 岁,工人。来诊时脱发已 1 年余,病起于与人争吵,长期失眠后。头部 10 余处如铜钱大片状脱发,心烦易怒,口苦,失眠多梦,纳少,月经先后不定期,色暗有块,经来腹痛,舌暗红,苔薄白,脉弦。辨证属肝郁血瘀,采用疏肝理气、活血化瘀、祛风通络之法治疗,方选逍遥散加味。药用:柴胡 12g,当归 15g,杭芍 15g,茯苓 12g,白术 15g,丹参 15g,莪术 15g,白芷 12g,白鲜皮 15g,川芎 12g,钩藤 30g,酸枣仁 30g。水煎服,每日 1 剂,日服 3 次。治疗近 2 个月,新发长出,全身症状明显减轻。

五、脱发的外治法

对于青壮年突发的斑秃,在辨证分型治疗的基础上,多配合外治法。常用生草乌 50g,生葱白 5 根,生姜 30g,共捣泥,用纱布包擦患处。生草乌辛、苦,热,有较强祛风通络作用,生葱和姜皆为辛温发散之品,三味合用起到辛温发散、祛风通络的作用。造成斑秃的主要病因是湿热上蒸,血虚风燥及肝郁血瘀,三者皆属有邪气阻于发根,使毛发失于濡养而脱落,故用生草乌、生葱白、生姜涂搽患处,通过辛温发散、祛风通络而使邪气排出,使毛发得以濡养而促进毛发再生,因而内外合治,可增强疗效。

（曹惠芬　林　丽）

附 孟如教授养生保健经验

孟如教授性格开朗,喜爱运动,情趣广泛,精力充沛,她认为养生应当注重心身健康。知足常乐,情趣广泛是心理健康的基础;良好的生活习惯,诸如节制饮食与适度运动是身体健康的保障。她常说:管住嘴,迈开腿,知足乐,精神爽。

一、个人养生经验体会

1. 锻炼身体,增强体质

孟如教授年少时身体瘦弱,不爱运动。中学时,一次偶然机会被体育老师发现有短跑潜力,选拔送参加区、市、省运动会,多次的运动集训和丰富的运动营养膳食,不但增强了体质,也提高了对体育的爱好。此后除田径运动外,还积极参加排球、篮球运动,在大学期间成为校篮、排球队主力队员。工作后,由于工作繁忙,不能经常参加体育运动,但高强度的工作现状使孟如教授养成了长途快骑自行车和快步行走的习惯。任中医系主任期间,为在体育课中增添具有中医特色的传统医疗保健课程,再次学习已经被淡忘的太极拳和太极剑,并新学导引养生功。孟如教授认为中医院校师生学习传统中医强身健体运动,有利于开展临床养生保健。生命在于运动,运动就是保养,生命不止就应该运动不息。

2. 兴趣广泛,陶冶情操

孟如教授上初中时,在学校的课余时间选修了学习钢琴,虽然由于各种原因,在大学和工作后的很长时间没能接触到钢琴,但她喜爱音乐的爱好一直延续至今。随着人们的生活空间的不断变化,划船钓鱼、爬山旅游、种花养草、下棋打牌、弹琴唱歌,孟如教授样样参与,活动拉近了她与同事和学生们的距离,退休后她坚持每天饭后 1 小时散步,每周爬山一次,并经常参加各种娱乐活动,丰富了精神生活,增加了生活情趣,陶冶了情操。

孟如教授常说,她们那一代经历过物质匮乏、生活困难时期,也曾多次送医送药下乡,多次带学生到艰苦地区实习,体验生活,这对于来自大城市的她来说触动很大。山区农民生活艰辛,却不畏艰苦,生产自救,人虽贫困却民风淳朴,感情真挚。生活在他们中间,使她懂得了不论贫富贵贱都要一视同仁的价值所在,也懂得了减轻他们的经济负担和缓解缺医少药状况是她应尽的责任,因此,在那个时期,她常拿着中草药图谱,带着自己的学生和孩子们学会了在山中采集中药,在为患者服务的过程中锻炼了身体,增长了才干,得到了快乐。现在生活富裕了,她仍常教导我们要懂得珍惜今日之甜,做知足常乐者。

孟如教授还常说学习上的不知足,工作上的知不足,生活上的能知足,是一条很好的修身养性理念。它可使人奋发向上,团结友爱,健康快乐,青春常驻。蓝天碧海虽然开阔,尚有边际,而人的宽广胸怀是没有边际的。

3. 节制饮食,促进健康

孟如教授在饮食方面主张荤素搭配,粗细结合,瓜果相伍,低脂低糖,至于辛辣、清淡除受体质限制外,可各有所好。她认为粗放一点,较之过于小心谨慎更好。中青年时代的孟如教授,由于工作繁忙,在饮食方面只能随便一些,退休后有条件了,常自己动手烹调一些自己喜爱的食物,在烹调过程中,体味其乐趣,倒也怡然自得。

二、临床养生指导要点

孟如教授认为临床养生首先应发挥中医"以人为本"的理念,应该把心理健康与身体健康放在同等地位上,既看到病更要看到人。其次,在指导方法上,增加人们对中医养生保健的了解,提升身心健康水平。同时可在临床诊疗工作中针对患者的具体情况,进行个体化指导。药疗、食疗、体疗、心理疗法在中医药临床养生中各有所长,根据所需综合运用,有时可收到事半功倍的效果。第三,在具体做法上,孟如教授强调饮食与体质、疾病与食疗关系,良好的生活习惯与疾病防治,心理疏导与疾病关系等。

1. 重视饮食与体质的关系

孟如教授说:食物除具营养价值外,尚有不同的性味,即寒热温凉平性与酸甘苦辛咸;而人则有不同的体质,如寒体、热体、痰湿与中性之体,体质各异的人,对食物有不同需求。民以食为天,如何吃好,吃得科学,有益于健康,是养生保健的重要内容之一。利用合理的食谱纠偏治弊,以食代药,调整机体的寒热虚实,以促进身体健康,具有简便易行、安全无毒的优点,为历代医家所推崇。宋《太平圣惠方》说"摄生者,先须洞晓病原,知其所犯,以食治之,食疗不愈,然后命药",金元名医张从正说"养生当论食补""治病当论药攻"。为普及中医食疗知识,孟如教授曾数次在老年大学及各级学术活动中做"老年饮食与体质"的学术讲座,结合生活与临床实践介绍了四种不同体质的识别方法及 110 种食物的性味功效及烹调举例。学员们听完"晚吃萝卜早葱姜,可保身体常健康"的顺口溜后,很多人说,没想到吃东西还有这么多学问。

2. 重视疾病与食疗关系

结合不同疾病选用不同食疗方,辅助药物治疗如孟如教授曾诊治一位女性脑积水患儿时,因患儿体弱多病,常感冒咳嗽,发热腹泻,致使治疗主病的药物经常停服,为保证脑积水患儿的中医用药,孟如教授开了食疗方:怀山粉、鸡内金焙干研末与米粉、牛奶调服,调治半月后患儿外感咳嗽,腹泻未再出现,保证了疾病的治疗,用药两年后该病治愈。

此外,孟如教授对风热咳嗽在食疗方面常指导患者用排骨、白萝卜、新鲜折耳根炖汤服;胃寒疼痛则辅以猪肚、胡椒、生姜炖服;小儿遗尿用猪尿胞与白果炖服;血虚有寒的腹痛与肢体痛则用当归生姜羊肉汤等。

3. 重视良好的生活习惯与疾病防治关系

在糖尿病患者诊治中,孟如教授强调管住嘴,迈开腿对糖尿病治疗的重要性。从某种意义上说,良好的生活习惯对糖尿病患者的治疗,较之药物更为重要。患者饮食不控制,不调整饮食结构,不增加运动以消耗血糖,则药物很难奏效。对于此类疾病除药物治疗外,宣传教育十分重要,医者应告诉患者吃什么,怎样吃,并通过不断地自测血糖找出适合个体的合理膳食;以及如何开展一些适合自己的运动锻炼等。由于在临床诊疗过程中做了这方面的工作,被动治病的状态得到改善。轻型的糖尿病患者通过调整饮食结构,增强运动锻炼后停服了原有的降糖药,而血糖维持在正常水平。

又如对系统性红斑狼疮患者除药物治疗外,在生活上指导患者避免日晒,外出戴帽打伞,忌食辛辣及煎炸烧烤食品和羊肉、狗肉等燥热食物;参加一些适宜个人的传统保健锻炼。

4. 治病中强调应重视患者身心健康

合理的心理疏导对疾病康复有积极意义

20 世纪 70 年代孟如教授曾接诊一喜悲伤欲哭的中年妇人,患者对答切题,但常悲伤不已,嚎啕大哭,伴胸闷太息,痰多口苦,神倦,数欠伸,舌红苔黄厚腻,脉象滑数。其夫曰:"经治数月不效,亦不知何病?"教授告之《金匮》一书早有记载,病属脏躁。开药后复诊,因其哭啼影响他人就诊,故均提前就诊,并辅以关切和宽慰,病者甚感温暖,使医者的关爱,在患者心中燃起希望之光。经予黄连温胆龙牡汤、丹栀逍遥散治后悲伤欲哭止,继以归脾汤、甘麦大枣汤巩固疗效而病痊愈。此药物治疗同时,辅以心理疏导,给患者以温暖和信心,取得很好的疗效。

孟如教授常说:对慢性病、诊断不清或难治病患者,要理解和掌握患者长期遭受疾病折磨所产生的各种复杂心理反应和身体不适,从而表现出各种各样的临床症状和体征,使原有疾病变得更加复杂。由于患病日久,患者生活单调,心理负担重,应鼓励患者参加一些健身娱乐活动,以融入社会增添生活情趣,充实精神生活,减少自我封闭。医者在此类疾病中的亲切、耐心与关心,开导、诚挚与相助,有助于解除患者的紧张、焦虑情绪,对正确判断疾病的参杂因素及疾病诊断与治疗有积极的意义。

参考文献

［1］林丽,詹青,曹惠芬.孟如教授学术思想概况［J］.云南中医学院学报,2010,33（5）:44-48.

［2］孟如,詹文涛.《金匮要略》的国内研究概况［J］.云南中医杂志,1982（6）:14-19.

［3］李广文,孟如.孟如教授对疑难病的诊治特色［J］.中国中医药信息杂志,2000（6）:75.

［4］葛元靖,邱杨.名老中医诊治疑难病证经验形成规律探析［J］.云南中医中药杂志,
2009,30（4）:4-7.

［5］林丽,曹惠芬,孟如.部分自身免疫病临证诊疗思路［J］.云南中医中药杂志,1998（2）:1-3.

［6］李广文.部分自身免疫性疾病的治疗评析［J］.中医药学刊,2005（4）:688.

［7］詹文涛,孟如.对几种自身免疫性疾病辨证论治的体会［J］.成都中医学院学报,1980（4）:
42-45.

［8］詹青,孟如.系统性红斑狼疮中西医结合临床诊疗新思路初探［J］.中国中西医结合杂
志,2006（8）:743-745.

［9］林丽,曹惠芬,孟如.中医辨证论治重症肌无力临床总结［J］.云南中医中药杂志,2000
（3）:15-16.

［10］詹青,曹惠芬等.重症肌无力西医分型与中医辨证论治的相关性研究［J］.中国现代医
学杂志,2007（4）:472-474,478.

［11］曹惠芬,孟如.孟如老师活血祛瘀法运用特色［J］.云南中医中药杂志,1998（5）:6-7.

［12］杨坤宁,郑德勇.孟如教授常用治疗痹证方浅析［J］.中国民族民间医药,2009,18（8）:
96-97.

［13］李广文.辨证论治与专方专药之关系论［J］.云南中医中药杂志,2004,25（6）:51-52.

［14］曹惠芬,林丽,詹青.孟如教授临床经验方介绍［J］.云南中医中药杂志,2012,33（12）:
1-4.

［15］王清,吉勤等.孟如教授用中医双处方治疗慢性杂病的经验［J］.中华中医药学刊杂志,
2012,30（12）:2158-2160.

［16］曹惠芬,林丽等.孟如老师方剂配对运用特点［J］.云南中医中药杂志,1998（1）:3-4.

［17］刘文琴,汤小虎等.孟如教授常用内服中药规律分析［J］.云南中医中药杂志,2013,34
（2）:1-3.

［18］汤小虎,刘文琴,杨芳.孟如教授用黄芪配伍经验探析［C］.杭州:中华中医药学会第十七届全国风湿病学术大会论文集——名医菁华:345-346.

［19］林丽,曹惠芬.活血化瘀药在几种自身免疫病中的运用［J］.中医药研究,1999(1):52-53.

［20］刘文琴,汤小虎,吉勤.孟如治疗自身免疫性疾病常用方剂规律初探［J］.江苏中医药,2013,45(3):63-64.

［21］李红帅,孙梅艳等.孟如教授运用柴平汤经验总结［C］.广州:中华中医药学会肾病分会第二十八次学术交流会论文集,2015:415-415.

［22］李广文,孟如.温胆汤加味对疑难病症的临床治验［J］.云南中医中药杂志,1998(6):13-14.

［23］孟如,詹文涛.对异病同治的初步探讨［J］.新医药学杂志,1977(1):9-12.

［24］林丽,曹惠芬,曹惠.孟如教授治疗系统性红斑狼疮临证思辨特点［J］.云南中医中药杂志,2010,31(10):1-5.

［25］詹青,孟如.系统性红斑狼疮中西医结合临床诊疗新思路初探［J］.中国中西医结合杂志,2006(8):743-745.

［26］坤宁,郑德勇.孟如治疗系统性红斑狼疮诊疗思路［J］.中医文献杂志,2009,27(5):45-46.

［27］曹惠芬,林丽,詹青.孟如教授系统性红斑狼疮诊疗方案［J］.云南中医中药杂志,2011,32(6):1-2.

［28］林丽,曹惠芬.滋肾养阴益气法治疗系统性红斑狼疮 93 例［J］.河北中医,1999(2):82-84.

［29］黄文,张学宁,孟如,等.系统性红斑狼疮患者自由基损伤的探讨［J］.中国综合临床,1999(3):259-260.

［30］曹惠芬,林丽,孟如.孟如教授治疗系统性红斑狼疮的经验［J］.云南中医中药杂志,1999(5):1-3.

［31］黄文,车驷,孟如,等.系统性红斑狼疮患者血清微量元素的变化［J］.微量元素与健康研究,1997(4):20-21.

［32］吉勤,魏敏.孟如教授治疗狼疮性肾炎的经验［J］.云南中医中药杂志,2005(3):66.

［33］李琦,王志祥.孟如教授辨治狼疮性肾炎常见症状的临证经验［J］.中国中西医结合肾病杂志,2008(10):850-851.

［34］李广文.重症肌无力诊治思路的探讨［J］.中医药学刊,2006(6):1083-1084.

［35］李广文.辨治重症肌无力的探讨［J］.光明中医,2003(3):2.

［36］李广文.重症肌无力术后递减激素反弹治验[J].浙江中医杂志,2006(2):68.

［37］李广文.中医辨证施治联合西药治疗重症肌无力17例[J].中国中医药信息杂志, 2004(2):160-161.

［38］林丽,曹惠芬,詹青.孟如教授诊治重症肌无力思辨特点[J].北京中医药大学学报, 2011,34(7):486-487,490.

［39］林丽,曹惠芬,孟如.孟如教授辨治重症肌无力经验举要[J].云南中医学院学报,1998 (4):34-35.

［40］詹青,曹惠芬,林丽,等.重症肌无力西医分型与中医辨证论治的相关性研究[J].中国 现代医学杂志,2007(4):472-474,478.

［41］曹惠芬,林丽,孟如.孟如教授治疗硬皮病经验[J].云南中医学院学报,1998(1): 53-54.

［42］郑德勇,杨昆林.孟如治疗风湿免疫性疾病经验[J].中医文献杂志,2007(4):43-44.

［43］林丽,曹惠芬.孟如教授治疗甲状腺功能亢进症经验[J].云南中医中药杂志,2000(5): 5-6.

［44］何吉,李红帅,徐菲,等.孟如教授临床辨治反复性尿路感染的经验总结[G].昆明:世 界中医药学会联合会第三届肾脏病专业学术研讨会论文集,2009:142-145.

［45］陈艳林,彭仲杰.孟如教授经方配对治疗血小板减少性紫癜的经验[J].中国中医药现 代远程教育,2011(3):13-14.

［46］张春艳,吉勤,王建明.孟如教授"过敏煎"治疗紫癜性肾炎血尿30例疗效观察[J].中 国中医药咨讯,2012,4(3):10-11.

［47］张春艳,王建明.孟如治疗紫癜性肾炎验案2则[J].湖南中医杂志,2016,32(1): 92-94.

［48］林丽,曹惠芬.孟如教授治疗糖尿病经验[J].云南中医中药杂志,2008(9):1-3.

［49］李广文.黄芪生脉散合二至丸加味诊治难治病验案4则[J].中国中医药信息杂志, 2000(1):65-66.

［50］詹青,李兆雄,孟如,等.降逆复生液配合常规西药治疗急性脑出血90例临床观察[J]. 中医杂志,1999(10):598-600,5.

［51］黄长林,李瑞祥.降逆复生液配合常规西药治疗急性脑出血90例临床观察[J].云南 中医中药杂志,1995(6):11-12.

［52］李广文.验方加减辨治急性支气管炎78例[J].云南中医学院学报,2001(3):50-51.

［53］李广文.纤维素性支气管炎治验[J].浙江中医杂志,2001(2):45.

［54］曹惠芬,林丽.脱发证治体会[J].云南中医中药杂志,2004(6):4-5.

[55] 赵江民,詹青,孟如.老年性痴呆的中医临床诊断与 MRI 表现(续)——附58例临床观察[J].云南中医中药杂志,1996(4):2-3.

[56] 林丽,曹惠芬,詹青.孟如教授养生保健经验[J].江西中医学院学报,2011,23(2):33-35.

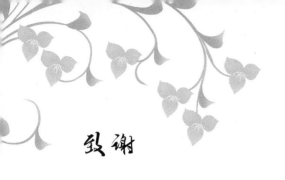

致谢

　　书稿终成，反复思量，为有源头活水来。孟如教授行医 50 余载，在中医事业的发展及"医、教、研"等方面贡献卓越。吾辈铭记孟如教授的"问题意识"，发现问题、解决问题伴随一生。感谢孟如教授予我们的无私帮助与支持，其弟子也辛勤付出，一并致谢！